口腔正畸学

（供口腔医学、口腔医学技术专业使用）

主　编　肖水清　郭　泾

副主编　刘　萍　张　洁　胡江天　张海英

编　委　（以姓氏笔画为序）

王　旭（重庆医药高等专科学校）

王　琳（甘肃卫生职业学院）

曲竹丽（山东医学高等专科学校）

刘　萍（济南市口腔医院）

孙钦凤（山东大学口腔医院）

孙静静（枣庄职业学院）

杨树华（楚雄医药高等专科学校）

杨晓萌（聊城职业技术学院）

肖水清（山东医学高等专科学校）

吴金枝（济南护理职业学院）

吴泽秀（漯河医学高等专科学校）

张　洁（长沙市口腔医院）

张海英（肇庆医学高等专科学校）

邵元春（菏泽医学专科学校）

周升才（山东协和学院）

胡江天（昆明医科大学口腔医院）

袁　芳（山东现代学院）

郭　泾（山东大学口腔医学院）

编写秘书　曲竹丽

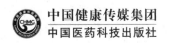中国健康传媒集团

中国医药科技出版社

内 容 提 要

本教材为"全国高等职业教育口腔医学 / 口腔医学技术专业'十三五'规划教材"之一。本教材包括基础理论和实训指导两部分内容：基础理论部分阐述错𬌗畸形的病因、分类、检查诊断、矫治和常用的矫治器原理及应用等 10 章内容，每章设有学习目标、案例分析、考点提示、知识链接、本章小结、习题等板块，系统性强；实训指导包括矫治器的制作等 9 个实训，操作性强。本教材为书网融合教材，即纸质教材有机融合电子教材、教学配套资源（PPT、微课、视频等）、题库系统。

本教材供高职院校口腔医学、口腔医学技术专业师生使用，也可作为口腔医生的参考用书。

图书在版编目（CIP）数据

口腔正畸学 / 肖水清，郭泾主编 .—北京：中国医药科技出版社，2019.12

全国高等职业教育口腔医学 / 口腔医学技术专业"十三五"规划教材

ISBN 978-7-5214-1447-9

Ⅰ . ①口… Ⅱ . ①肖…②郭… Ⅲ . ①口腔正畸学—高等职业教育—教材 Ⅳ . ① R783.5

中国版本图书馆 CIP 数据核字（2019）第 266843 号

美术编辑 陈君杞

版式设计 古今方圆

出版 **中国健康传媒集团** ┃ 中国医药科技出版社

地址 北京市海淀区文慧园北路甲 22 号

邮编 100082

电话 发行：010-62227427 邮购：010-62236938

网址 www.cmstp.com

规格 889 × 1194mm $^{1}/_{16}$

印张 11 $^{3}/_{4}$

字数 298 千字

版次 2019 年 12 月第 1 版

印次 2023 年 8 月第 3 次印刷

印刷 北京市密东印刷有限公司

经销 全国各地新华书店

书号 ISBN 978-7-5214-1447-9

定价 35.00 元

获取新书信息、投稿、为图书纠错，请扫码联系我们。

数字化教材编委会

全国高等职业教育口腔医学/口腔医学技术专业"十三五"规划教材

出版说明

为深入贯彻《现代职业教育体系建设规划（2014 — 2020 年）》以及《医药卫生中长期人才发展规划（2011 — 2020 年）》文件的精神，满足高等职业教育口腔医学/口腔医学技术专业培养目标和其主要职业能力的要求，不断提升人才培养水平和教育教学质量，在教育部及国家药品监督管理局的领导和指导下，在本套教材建设指导委员会主任委员王斌教授等专家的指导和顶层设计下，中国医药科技出版社组织全国 60 余所高职高专院校及附属医疗机构近 130 余名专家、教师历时 1 年多精心编撰了"全国高等职业教育口腔医学/口腔医学技术专业'十三五'规划教材"。本套教材包括高等职业教育口腔医学/口腔医学技术专业理论课程主干教材共计 10 门，主要供全国高等职业教育口腔医学/口腔医学技术专业教学使用。

本套教材定位清晰、特色鲜明，主要体现在以下方面。

一、紧扣培养目标，满足职业标准和岗位要求

口腔医学专业高等职业教育的培养目标是培养能够面向口腔医疗机构的助理医师或医师助手等高素质、实用型医学专门人才，即掌握口腔医学、基础医学和临床医学的基本理论知识，具备口腔临床工作的主要技术技能，能够从事口腔常见病、多发病的基本诊疗和预防工作；口腔医学技术专业高等职业教育的培养目标是培养能适应口腔修复制作行业需要的高素质、技能型专门人才，即具有与专业相适应的基础理论与专业技能，能运用现代技术和手段进行各种口腔修复体制作。本套教材的编写以高等职业教育口腔医学/口腔医学技术专业培养目标为导向，对接职业标准和岗位要求，为培养口腔医学/口腔医学技术专业高素质、技能型专门人才提供教学蓝本。

二、体现口腔医学/口腔医学技术专业特色

本套教材在专业思想、专业知识、专业工作方法和技能上体现口腔医学/口腔医学技术专业特色。基础课、专业基础课教材的内容注重与专业课教材内容对接；口腔医学专业课教材内容与口腔临床岗位对接，着重强调符合基层口腔临床岗位需求及全科医生口腔助理医师培养需求；口腔医学技术专业课教材内容与行业及企业标准、职业资格标准衔接，着重强调符合行业需要及职业能力培养需要。

三、对接口腔执业助理医师和口腔医学技术初级（士）卫生专业技术资格考试

本套教材中，涉及口腔执业助理医师和口腔医学技术初级（士）卫生专业技术资格考试的课程内容紧密对接《口腔执业助理医师资格考试大纲》《口腔医学技术初级（士）考试大纲》，并在教材中插入相关"考点提示"，有助于学生复习考试，提升考试通过率。

四、书网融合，使教与学更便捷更轻松

全套教材为书网融合教材，即纸质教材与数字教材、配套教学资源、题库系统、数字化教学服务有机融合。通过"一书一码"的强关联，为读者提供全免费增值服务。按教材封底的提示激活教材后，读者可通过 PC、手机阅读电子教材和配套课程资源（PPT、微课、视频等），并可在线进行同步练习，实时反馈答案和解析。同时，读者也可以直接扫描书中二维码，阅读与教材内容关联的课程资源，从而丰富学习体验，使学习更便捷。教师可通过 PC 在线创建课程，与学生互动，开展在线课程内容定制、布置和批改作业、在线组织考试、讨论与答疑等教学活动，学生通过 PC、手机均可实现在线作业、在线考试，提升学习效率，使教与学更轻松。此外，平台尚有数据分析、教学诊断等功能，可为教学研究与管理提供技术和数据支撑。

编写出版本套高质量教材，得到了全国知名专家的精心指导和各有关院校领导与编者的大力支持，在此一并表示衷心感谢。出版发行本套教材，希望受到广大师生欢迎，并在教学中积极使用本套教材和提出宝贵意见，以便修订完善，共同打造精品教材，为促进我国高等职业教育口腔医学 / 口腔医学技术专业教育教学改革和人才培养做出积极贡献。

中国医药科技出版社

2019 年 11 月

全国高等职业教育口腔医学/口腔医学技术专业"十三五"规划教材

建设指导委员会

前 言
Foreword

　　口腔正畸学是口腔医学的分支学科，它不但与口腔医学中的其他学科相互关联，更是广泛涉及到人类学、颅面部发育、颅颌面解剖生理、颜面美学、生物力学、心理学等多门学科。口腔正畸学的学科发展还与基础医学、临床医学、计算机科学、信息技术、材料科学等学科有非常密切的联系。因此，无论是在校口腔医学生还是已进入临床从事正畸工作的医生，都需要不断学习口腔正畸学知识和技能。本书供不同年制的口腔科医学生、全科医生及低年资医师使用。

　　本书包括理论和实训两部分内容。理论部分共 10 章，包括：绪论，颅颌面生长发育，错𬌗畸形的病因、分类、检查、诊断，正畸治疗的生物学及生物力学原理，矫治器及其原理，常见错𬌗畸形的矫治，正畸治疗中的口腔健康教育和卫生保健及正畸治疗后的保持。本书重点阐释基本原理，通过图片和病例展示，将抽象的内容形象化、具体化，使读者充分理解正畸诊断学的理论、正畸治疗学的原理。本书在每一章的开头列出了学习目标，为学生指明学习重点；正文穿插知识链接、典型案例、情景模拟、操作步骤，开拓学生视野，增加趣味性；章末设置本章小结，梳理章节脉络，理清学习思路；章后附习题，便于学生自我检测，巩固所学知识。实训部分包括正畸患者的临床检查及病历书写等 9 个实训，以进一步提升学生的动手能力。教材整体尤其实训部分倾向于口腔正畸实用技术的讲解，技工制作方面大量采用图片，通过典型病例介绍矫治技术和矫治程序。

　　本书为书网融合教材，即纸质教材有机融合电子教材、教学配套资源（PPT、微课、视频等）、题库系统。

　　本书编者均具有丰富的口腔正畸学临床和教学工作经验，在此感谢全体编者的辛勤付出及编者所在单位的大力支持。限于编者水平和编写时间，书中难免存在疏漏和不足，期待广大读者批评指正，以便修改完善。

编　者

2019 年 9 月

目 录
Contents

第一章

绪　论

学习目标

知识目标

1. **掌握**　错𬌗畸形的概念、理想正常𬌗、个别正常𬌗。

2. **熟悉**　错𬌗畸形的矫治方法、错𬌗畸形的矫治目标。

3. **了解**　错𬌗畸形的危害。

人文目标

培养学生应具备医患、医技沟通的意识和能力；具备适应社会、医疗体制、医疗团队合作的社会适应力的意识；具备对患者关爱和亲和的能力；具备对各种困难、挫折的心理承受力的意识。

技能目标

培养学生了解正畸发展历史，熟悉错𬌗畸形临床表现、危害及临床常见的矫治方法和矫治器。

口腔正畸学（orthodontics）是口腔医学的一个分支学科，是研究错𬌗畸形（malocclusion）的病因机制、诊断分析及其治疗和预防。大部分错𬌗畸形是儿童在生长发育过程中，由先天的遗传因素或后天的环境因素，如疾病、口腔不良习惯、替牙异常等导致的牙齿、颌骨、颅面的畸形，如牙齿排列不齐、上下牙弓间的𬌗关系异常、颌骨大小形态位置异常等。这些异常机制是牙量与骨量、牙齿与颌骨、上下牙弓、上下颌骨、颌骨与颅面之间的不协调。此外，也可因外伤、牙周病等原因而造成错𬌗畸形。近代错𬌗畸形的概念已不仅指牙齿错位和排列不齐，而是指由牙颌、颅面间关系不调而引起的各种畸形。世界卫生组织（WHO）把错𬌗畸形定为"牙面异常"（handicapping dentofacial anomaly），影响容貌，也影响功能。

📷 案例分析

【病案】

患者，男，22岁，因牙齿影响美观，要求矫治。患者口内正面咬𬌗照片和正面面相照片分别如下。

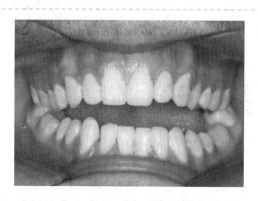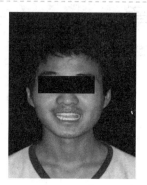

【讨论】

　　1.患者的错𬌗畸形在上述两图中的表现分别是什么？

　　2.错𬌗畸形的危害是什么？

一、错𬌗畸形的临床表现

　　错𬌗畸形的临床表现多种多样，有简单的也有复杂的。

（一）个别牙齿错位

　　牙齿错位包括牙齿的唇向错位、颊向错位、舌向错位、腭向错位、近中错位、远中错位、高位、低位、转位、异位、斜轴等。

（二）牙弓形态和牙齿排列异常

　　1.牙弓狭窄、腭盖高拱。

　　2.牙列拥挤。

　　3.牙列间隙。

（三）牙弓、颌骨、颅面关系的异常

　　1.前牙反𬌗，近中错𬌗，骨性下颌前突。

　　2.前牙深覆𬌗，远中错𬌗，上颌前突。

　　3.前牙开𬌗，面下 1/3 高度增大。

　　4.上下牙弓前突，双颌前突。

二、错𬌗畸形的患病率

　　国内外的报道中关于错𬌗畸形的患病率差异甚大，可能原因在于制订各调查标准的差异所致，因为目前世界卫生组织尚未制订统一的错𬌗畸形流行病学调查标准。

　　中华口腔医学会口腔正畸专业委员会于 2000 年组织了对全国 7 个地区的 25392 名乳牙期、替牙期和恒牙初期组儿童与青少年以个别正常𬌗为标准的错𬌗畸形患病率调查。按 Angle 错𬌗分类法进行错𬌗畸形的分类统计，由傅民魁等发表的调查结果显示：乳牙期为 51.84%，替牙期为 71.21%，恒牙初期为 72.92%。这次错𬌗畸形患病率比 20 世纪 60 年代一些报道中的 48% 上升约 20%。主要原因可能与儿童及青少年的龋病发生率居高不下有关。

　　1955 年，毛燮均教授等以理想正常𬌗为标准调查系统资料的患病率为 91.20%。

扫码"学一学"

患病率。

个别正常𬌗（individual normal occlusion）：凡轻微的错𬌗畸形，对于生理功能无大妨碍者，都可列入正常𬌗范畴。这种正常范畴内的个体𬌗，彼此之间又有所不同，故称之为个别正常𬌗。

理想正常𬌗（ideal normal occlusion）：是 Angle 提出来的，即保存全副牙齿、牙齿在上下牙弓上排列得很整齐，上下牙的尖窝关系完全正确。上下牙弓的𬌗关系非常理想称之为理想正常𬌗。

个别正常𬌗和理想正常𬌗的定义。

三、错𬌗畸形的危害性

（一）局部危害性

1.影响牙颌面的发育

在儿童生长发育过程中，由于错𬌗畸形将影响牙颌面软硬组织的正常发育。如前牙反𬌗不及时治疗则下牙弓限制前颌骨的发育，而下颌没有上下牙弓的协调关系而过度向前发育，这样形成颜面中 1/3 的凹陷和下颌前突畸形，随着错𬌗畸形的严重，颜面呈现新月状面型，一侧后牙反𬌗或错𬌗造成面部发育不对称。

2.影响口腔的健康

错𬌗畸形的牙齿拥挤错位，由于不易自洁而好发龋病及牙龈、牙周炎症，同时常因牙齿错位而造成牙周损害。

3.影响口腔功能

严重的错𬌗畸形可以影响口腔正常功能，如前牙开𬌗造成发音的异常，严重下颌前突则造成吞咽异常，严重下颌后缩则影响正常呼吸。

严重的错𬌗畸形可影响口颌系统的功能，如前牙或后牙的开𬌗等可降低咀嚼效能。经研究，安氏Ⅱ类骨性错𬌗畸形的咀嚼效能比正常𬌗减小 40%。错𬌗畸形可造成舌的位置异常，使在吞咽活动各期改变了舌与牙位置关系而使吞咽功能异常。再如错𬌗畸形出现𬌗干扰，早接触时，将会影响颞下颌关节的功能。

4.影响容貌外观

各类错𬌗畸形可影响容貌外观，可呈现开唇露齿、双颌前突、长面或短面等畸形。

（二）全身危害

错𬌗畸形不但对牙颌颅面的局部造成危害且可能对全身造成危害，如因咀嚼功能降低引起消化不良及胃肠疾病，此外，由于颜面的畸形可造成患者严重的心理和精神障碍。

四、错𬌗畸形的矫治方法和矫治器

（一）矫治方法

1.预防矫治

在牙颌颅面的胚胎发育和后天发育过程中，各种先天后天环境因素均可影响其发育而造成错𬌗畸形，而采用各种预防措施来防止各种错𬌗畸形的发生，是预防矫治（preventive orthodontics）的主要内容。如母亲妊娠期注意营养，防止过量放射线照射及注意药物的使用以防止影响胚胎的不良发育。儿童出生萌牙后要定期进行口腔检查，早期发现问题早期防治，如龋的早期治疗、口腔不良习惯的早期破除、乳牙早失的缺隙保持以及滞留牙、多生牙的及时拔除等，通过这些措施可防止错𬌗畸形的发生。

2. 阻断矫治

在错𬌗畸形发生的早期，通过简单的方法进行早期矫治，阻断错𬌗畸形向严重发展，将牙颌面的发育导向正常称阻断矫治（interceptive orthodontics）。如早期发现牙列严重拥挤采用顺序拔牙治疗；早期牙源性前牙反𬌗使用简单𬌗垫舌簧矫治器矫治，以防止向严重的骨骼畸形发展。

3. 一般矫治

一般矫治（corrective orthodontics）是口腔正畸矫治中最多见的，根据不同牙𬌗面畸形选用适宜的矫治器如活动矫治器、固定矫治器、功能性矫治器等。

4. 外科矫治

外科矫治是指对生长发育完成后的严重骨源性错𬌗畸形采用外科手术的方法来矫治，也称为正颌外科（orthognathic surgery）。

（二）矫治器

1. 固定矫治器

固定矫治器是指矫治器通过黏固剂将一些矫治附件黏固于牙面，通过矫治弓丝与牙齿上的矫治附件发生关系来矫治牙齿。这种矫治器患者不能自行取下。目前世界上应用最为广泛的是方丝弓、直丝弓系列矫治器，固定矫治器的矫治功能较完善。

2. 活动矫治器

传统活动矫治器由固位装置的卡环、邻间钩、基托、矫治弹簧等组成。目前在临床上应用广泛的透明矫治器是压膜矫治器，较多用于阻断和矫治性矫治。患者可自行摘戴活动矫治器，矫治功能较单一，传统活动矫治器目前较多用于预防性矫治及阻断性矫治。

3. 功能性矫治器

功能性矫治器的矫治力主要来源于患者的口颌系统肌力。功能性矫治器绝大部分属于活动矫治器类，如双𬌗垫矫治器、Frankel 矫治器等，也有少数功能性矫治器属于固定矫治器类，如 Herbst 矫治器。

 知识链接

错𬌗畸形矫治标准

对错𬌗畸形矫治标准的认识有一个发展过程。口腔正畸学发展早期，Angle 于 1897 年提出要建立口部与面部的良好协调关系必须保持全副牙齿，应将牙齿放置在正常𬌗的位置上；认为牙槽基骨可以通过扩弓增大而使牙齿与牙槽基骨配合，这样牙齿排列整齐、上下牙齿的尖窝及𬌗接触关系达到最理想的状态，这就是矫治要达到的"理想正常𬌗"的标准。但是通过大量以此为矫治标准的临床矫治病例发现，由于扩大的牙弓并不稳定从而出现了不同程度的复发，而使矫治失败。实际上，人类中只有极少数人其𬌗的发育接近理想正常𬌗，而绝大多数以个别正常𬌗的形式存在，这符合生物变异的客观规律。因而错𬌗畸形矫治标准应该是个别正常𬌗，而不是理想正常𬌗。

五、口腔正畸学与其他学科的关系

口腔正畸学属于口腔科学的分支学科，与其他口腔专业学科有着密切的关系。如因某些错𬌗畸形造成的牙周病，可以通过牙周病的正畸矫治进行治疗；而正畸治疗不当出现𬌗创伤或戴用矫治器后不能保持口腔卫生都会造成牙龈炎或牙周炎。而严重的骨骼畸形的错𬌗畸形，则必须与口腔颌面外科共同完成正颌外科。因而口腔正畸学科与其他口腔专科的联系十分紧密。

口腔正畸学与一般医学基础学科及生物学科也有着广泛的联系。由于错𬌗畸形大多在儿童生长发育过程中形成，因而儿童正常的牙颌颅面生长发育成为口腔正畸学的重要基础内容。错𬌗畸形的形成有明显的演化、遗传因素。因而，遗传学及口腔科人类学与口腔正畸亦密切相关。此外，由于口腔正畸的过程是牙齿颌骨接受各种矫治力的过程，因而生物力学内容又成为口腔正畸矫治基础和临床研究中的重要方面。牙齿受力后牙周膜牙槽骨组织发生一系列（包括生理生化的生物特征等）变化，而成为牙齿移动生物学的专项研究内容。

口腔正畸学的发展一直与材料学的发展紧密相关，如粘接材料、金属矫治弓丝材料，生物陶瓷材料的发展也促进了口腔正畸学的发展。近年来计算机等技术也进入错𬌗畸形的机制、诊断分析、矫治设计、预后预测等研究领域。

六、国内外口腔正畸学的发展简况

古希腊的 Hippocrates（公元前 460 年～公元前 377 年）最早论述了牙颌颅面畸形。公元 1 世纪时，罗马医师 Celsus 教人用手指推牙矫治错位牙，视为最原始的矫治技术。1728年，法国医师 Fauchard 首先报道了使用机械性矫治器。1771 年，英国 Lfunter 出版了第一本具有口腔正畸内容的书籍 Natural History of Human Teeth。

近代口腔正畸学的发展是在 19 世纪末和 20 世纪初开始的。美国学者 Angle 将口腔正畸学发展为口腔医学的分支科学，1899 年提出的 Angle 错𬌗畸形分类法至今仍在世界各国广泛应用。

 知识链接

方丝弓矫治技术

Angle 先后于 1907、1912、1915 年提出了 E 型弓、钉管弓（pin and tube appliance）、带状弓（ribbon arch appliance）矫治技术，1928 年发表了有关方丝弓矫治器（edgewise appliance），确立了固定矫治器的矫治体系，方丝弓矫治技术成为世界各国广泛应用的高效能固定矫治技术。Angle 为近代口腔正畸学的发展和矫治技术奠定了基础，但是他所提出的牙弓决定基骨的理论，即强调矫治必须保持全副牙齿以扩大牙弓而使其骨适应的方法，经他的学生多年实践发现，80%的患者有畸形复发的情况，从而让人们认识到扩大牙弓是有限的，Angle的矫治理论有一定片面性。

1940年，Tweed确立了矫治中使用减数拔牙的矫治理论，而减数拔牙矫治方法在一个时期内在正畸治疗病例中占很大的比例。1961年，澳大利亚的Begg以差动力作为理论基础提出了Begg细丝弓矫治技术；1976年，美国Andrews发表的预成序列弯曲方丝弓矫治技术（straight wire technics），这两种技术现在已成为正畸临床上固定矫治技术中使用的主要矫治器。为了达到低摩擦力、轻力矫治，近年来，各种自锁托槽矫治技术逐渐在临床开始应用。

我国口腔正畸学的发展始于新中国成立以后。毛燮均、陈华、席应忠和罗宗赉等是我国口腔正畸学科的奠基人。毛燮均建立了我国第一个口腔正畸专科诊室。他从演化、遗传等生物学的内容来研究错𬌗畸形的发生发展。他还提出了以症状、机制、矫治原则三结合的毛燮均错𬌗畸形分类法。

在错𬌗畸形的临床矫治技术中，20世纪50～70年代初主要应用的是活动矫治器技术，在活动矫治器矫治各类错𬌗畸形上，我国具有一定的经验。20世纪80年代初期方丝弓矫治技术、90年代中期直丝弓矫治技术在我国开始应用于正畸临床，经过不断发展，已成为我国口腔正畸的重要矫治方法。目前世界上各种先进矫治技术在我国临床上均可见到。正畸治疗的疗程较长，往往需要经过一系列矫治措施来解决牙齿、牙弓及咬𬌗等问题。治疗中偶有牙根吸收、颞下颌关节等相关问题出现，还需进一步研究。

由于我国儿童的错𬌗畸形发生率多达60%以上，随着人民生活和文化水平的提高，要求正畸治疗的儿童越来越多，这也促进了我国口腔正畸学科的发展。目前，在全国医学院校、口腔专科医院及一些综合医院口腔科，甚至基层的医务单位，均开始了口腔正畸的医疗工作。我国口腔正畸学科正在迅速的发展。

本章小结

口腔正畸学是口腔医学中的一个分支学科。错𬌗畸形是牙齿、牙弓、颌骨和颅面间的关系不调，绝大部分错𬌗畸形是一种发育畸形。错𬌗畸形能造成口颌系统的形态和功能异常，也会对全身健康造成影响。错𬌗畸形的矫治目标为平衡、稳定和美观。口腔正畸学科与遗传演化、生物力学、骨的生物学和材料学等基础学科有着重要的联系。

习 题

一、单项选择题

1. 呼吸功能异常易引起的错位是（　　）

A. 单侧后牙反𬌗   B. 后牙锁𬌗

C. 佝偻病   D. 下颌后缩畸形

E. 下颌前突畸形

2. 理想正常𬌗是（　　　）

A. 对于生理功能无大妨碍者，都可列入理想正常𬌗

B. 个别正常𬌗

C. 反𬌗

D. 保存全副牙齿，牙齿在上下牙弓上排列得很整齐，上下牙的尖窝关系完全正确，上下牙弓的𬌗关系非常理想

E. 锁𬌗

3. 口腔不良习惯不包括（　　　）

A. 吮指习惯　　　　　　　　　　　　B. 婴儿式吞咽习惯

C. 舌习惯　　　　　　　　　　　　　D. 唇习惯

E. 咬食物习惯

4. 以理想正常𬌗为标准，错𬌗畸形的患病率是（　　　）

A. 20.33%　　　　B. 40.92%　　　　C. 60%　　　　D. 91.2%　　　　E. 67.12%

5. 暂时性错𬌗的临床表现是（　　　）

A. 后牙反𬌗　　　　　　　　　　　　B. 个别前牙反𬌗

C. 上颌侧切牙初萌出时，牙冠向远中倾斜　　D. Ⅲ度深覆𬌗，Ⅲ度深覆盖

E. Ⅲ度牙列拥挤

6. 下列哪项不是活动矫治器的组成部分（　　　）

A. 箭头卡环　　　　　　　　　　　　B. 邻间钩

C. 双曲唇弓　　　　　　　　　　　　D. 带环

E. 舌簧

7. 纠正前牙反𬌗常用的活动矫治器是（　　　）

A. 上颌双侧𬌗垫矫治器　　　　　　　B. 单侧𬌗垫矫治器

C. 标准的 Hawley 保持器　　　　　　D. 平面导板矫治器

E. 斜面导板矫治器

8. 功能性矫治器的主要使用对象（　　　）

A. 混合牙列期　　　　　　　　　　　B. 乳牙期

C. 成人期　　　　　　　　　　　　　D. 恒牙期

E. 老年期

9. 口腔不良习惯不包括（　　　）

A. 吮吸习惯　　　　　　　　　　　　B. 咬唇习惯

C. 偏侧咀嚼习惯　　　　　　　　　　D. 叩齿习惯

E. 舌习惯

10. 安氏错𬌗分类法的提出是在（　　　）

A. 1890 年　　　　B. 1899 年　　　　C. 1928 年　　　　D. 1907 年　　　　E. 1911 年

二、思考题

请简述个别正常𬌗与理想正常𬌗的区别。

（郭　泾　肖水清）

扫码"练一练"

第二章

颅颌面的生长发育

颅颌面的生长发育是机体生长发育的一部分，也是颅颌面与𬌗在长、宽、高和时间的四维动态变化的过程，是口腔正畸学的基础知识。学习和掌握这一部分的知识，对错𬌗畸形的早期预防、早期诊断、早期治疗和预后评估有重要的意义，是每一位正畸医师必备的专业基础知识。

 案例分析

【病案】

患者，男，12岁，因上门牙前突，要求矫治。

现病史：换牙后即发现畸形2年，未做过正畸治疗。

既往史：有咬下唇及吮拇指习惯，无全身性疾病及外伤史，无不良用药史，无异常分娩及不良哺乳史。

家族史：三代以内无类似畸形。

口腔检查发现，双侧磨牙远中关系，前牙重度深覆盖、深覆𬌗，上下颌中线与面部中线一致。口腔卫生良好，扁桃体、软腭未见异常。上唇短缩，开唇露齿。

功能检查：牙尖交错位与后退接触位一致，张口度、张口型正常，未见咬𬌗干扰，未见异常吞咽，颞下颌关节（TMJ）检查未见异常。

【讨论】
1. 该患者属于哪种类型的错𬌗？
2. 如进行矫治，最佳矫治年龄是什么时候？

一、概述

（一）生长与发育的基本概念

生长发育是自然界生物体的基本特征之一。

生长是指活体组织、器官等在数量、形态上的变化，是细胞分裂增殖、体积增大及其间质增加的结果，可用测量值表示量的变化。

发育是指细胞、组织、器官的分化与功能成熟，表现为机体组织结构和功能分化完成的过程。

生长和发育密切相关，生长是发育的物质基础，生长的量变可在一定程度上反映机体器官、系统的成熟情况，因此，我们常以生长发育的整体概念来研究机体的变化。

（二）不同组织器官的生长发育型

生长发育并不是一种无限连续的现象，也不随着年龄的增长而均衡增长。在每一个年龄阶段，机体的某一部分快速成长，而另一部分则较缓慢进行，机体的不同部位在一定的时间段内各自遵循着一定的规律生长，有生长的旺盛期和衰减期之分。

在不同的生长时期，构成机体的各部位或各组织系统也并不以同样的比率生长发育，直到成熟均如此。例如，颅面高度和全身高度的比例，随着年龄的增长而不断发生变化。从出生至成熟期，头部生长的比例小于身体其他部分的生长比例。刚出生时，头部约占整个身高的1/4，而成人头部约占整个身高的1/8。头部的组成部分——颅部和面部在刚出生和成年人时的相应比例是不同的（图2-1）。

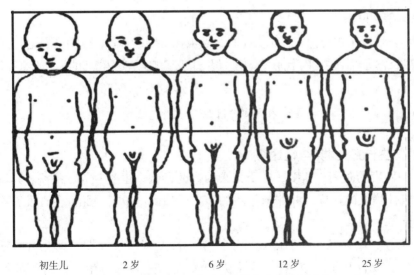

| 初生儿 | 2岁 | 6岁 | 12岁 | 25岁 |

图2-1　从初生儿至25岁身体各部分比例变化

一般而言，在幼小时生长发育较旺盛，长大后转为衰减或停止。根据器官或组织系统的发育过程生长特点，可将其分为以下4种类型（图2-2）。

扫码"学一学"

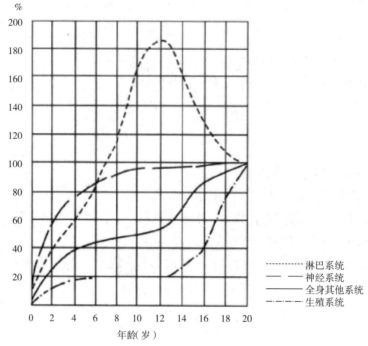

图 2-2　不同组织系统的生长发育曲线

1. 一般型（Ⅰ型）

包括肌肉、骨骼、身高、体重、颌面部等均按此型进行生长发育，生长发育曲线呈 S 状。

2. 神经系型（Ⅱ型）

脑、脊神经系统、颅底的生长发育属此型。此型在 6 岁左右发育已达到成人的 90%，以后逐步完成。

3. 性器官型（Ⅲ型）

以卵巢、睾丸等生殖器官的生长发育为代表，与神经系型相反，青春期以后才显示明显的生长发育。

4. 淋巴系型（Ⅳ型）

以胸腺、淋巴等组织为代表，12 岁左右达到顶峰，以后下降，20 岁左右达到正常人数值。

机体的生长发育规律遵循以上曲线类型，但与口腔正畸学较为密切的为一般型和神经系型。

考点提示▶ 与口腔正畸学密切相关的生长发育型。

（三）机体生长的快速期与慢速期

机体生长发育的时间、速度，既受先天因素的影响，也受营养、疾病、运动等环境因素的影响。机体增长的速度，并非随年龄的增长而均衡增长。因此，生长发育在不同的个体间存在差异。

但总体来说，个体从出生到 5 ~ 6 岁，为生长发育的快速期。到儿童时期，速率渐渐减慢。而后，女性从 10 岁左右、男性从 12 岁左右进入青春生长发育高峰期。女性到 14 ~ 16 岁，男性到 16 ~ 18 岁进入生长发育缓慢期，颌面部的生长发育女性到 18 ~ 20 岁，男性到 24 岁左右才发育完成。

考点提示▶ 生长发育高峰期。

（四）颅颌面部生长发育的研究方法

常见的颅颌面部生长发育的研究方法有以下几种。

1. 人体测量法

通过对颅颌面某些固定点进行测量，用来研究颅、面、颌、牙等生长发育的情况。

2. 组织切片法

主要通过组织切片的方法，对出生前胚胎颅颌面部生长发育进行观察和研究。

3. X 线头影测量法

拍摄儿童不同年龄阶段定位 X 线片，并进行横向或纵向研究，测量比较和分析其点、线、面、角等测量项目在生长过程中的衍变情况及发育的规律，为病例的诊断和分析提供依据。

4. 放射性核素法

利用某种放射性核素标记物注射到机体内一段时间后，用放射线自显影术或显微照相术来研究骨生长的体内标记方法。

5. 种植体法

将种植体植入动物或人体处于生长期的颌骨中，并定期拍摄一系列的头颅定位 X 线片，以此作为测量分析的参考点，用来研究颌骨的生长发育。

二、出生前颅颌面的发育

口腔颌面部发育是胚胎发育的一部分，与颅的发育密切相关。

原始胚胎的支持性结缔组织通过膜内成骨和软骨内成骨形成颅骨和面骨，这种混合的成骨形式，使得颅面骨骼的生长速率和生长型有所不同。

（一）出生前颅部的发育

人的颅骨是从膜性颅开始的。胚胎第 3 周时，头部开始形成。颅部由颅脑和颅面组成，两者交界处为颅底部。胚胎的头端形成前脑，发育形成颅面的大部分。颅基底软骨也开始发育形成以支持脑。颅顶为网状结缔组织膜，胚胎第 2 个月时，颅底软骨、颅顶与颜面结缔组织开始骨化。软骨颅对面部的发育至关重要（图 2-3）。

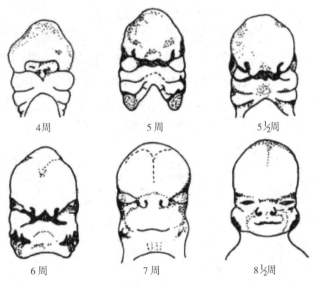

4周	5周	5½周
6周	7周	8½周

图 2-3　胚胎期颅面部的生长发育

胚胎时期，脑和感觉器官的发育早于咀嚼器官的发育。因此，新生儿的脑和感觉器官比咀嚼器官的生长发育快，表现为颅部比面部大。前者属于神经系型，后者属于一般型，两者随着年龄的增长其比率也在变化。两者的容量比：出生时为8∶1，6岁时为5∶1，10岁以后生成变化少，成人为2∶1，显示出生后颅面部生长发育的比例变化很大。

（二）出生前面部的发育

面部的发育开始于胚胎第3周，至第8周时初具面部外形。在胚胎第3周时，前脑的下端出现额鼻突及其下方由第一对鳃弓（又称下颌弓）增生运动形成的下颌突。胚胎第4周时，在下颌突两端的上缘形成两个上颌突。此时，额鼻突、上颌突和下颌突的中央形成一个凹陷，称为口凹或原口，即原始口腔。口凹随着面部的发育，逐渐加深，并与原肠的顶端相连，但两者之间有口咽膜相隔。

胚胎第4周末，口咽膜破裂，口腔与前肠相通。此时，额鼻突迅速向下生长至左右上颌突之间，其末端被两个浅凹分成3个突起，两侧的为侧鼻突，中间的为中鼻突，两个浅凹以后形成鼻孔。

胚胎第5周时，中鼻突很快向下生长，其末端分化成2个球状突。

胚胎第6周开始，面部的突起一方面继续生长，另一方面与相邻或相对的突起逐渐融合。2个球状突与两侧的上颌突各自联合，形成上唇；中鼻突和侧鼻突与同侧上颌突联合形成鼻翼及鼻梁；上颌突和下颌突由后向前联合，形成面颊，同时使口凹逐渐缩小至正常口腔大小，上下颌突联合的止点为口角，以此决定口的大小。两个下颌突在中线处联合，形成下唇及下颌软、硬组织。

在胚胎第8周，口腔和鼻腔虽已形成，但其内部仍然是一个共同的空腔，腭的发育使口腔与鼻腔分开。腭的发育从胚胎第5周开始，到12周完成。腭主要由两部分形成，一部分为球状突在与对侧球状突及上颌突联合过程中，不断向口腔侧增生，形成前腭突，又称原发性腭，将来形成前颌骨和上颌切牙；另一部分在胚胎第6周末时，左右上颌突的口腔侧中部向原始口腔内各长出一个突起，称侧腭突，即继发性腭。此时，由于舌的位置较高，几乎充满了口腔和鼻腔的共同腔隙，侧腭突只能先向下垂直生长，位于舌的两侧。随着下颌骨长度和宽度的增加，舌的位置逐渐下降变平，侧腭突生长的方向由垂直向下变成水平向生长，向中间相互接近，并与上方的鼻中隔相接触。

胚胎第9周开始，左右侧腭突与前腭突自外向内、向后方逐渐联合。前腭突和侧腭突联合的中心，留下切牙管或鼻腭管，为鼻腭神经的通道。切牙管的口腔侧为切牙孔，其上覆盖的软组织即为切牙乳头。左、右侧腭突在中缝处由前向后逐渐融合，并与向下生长的鼻中隔发生融合，形成硬腭的大部分，上颌腭突后缘上皮下间充质增生形成软腭和腭垂。胎儿第3个月，腭突基本生长完成，此时口腔与鼻腔完全隔开（图2-4）。

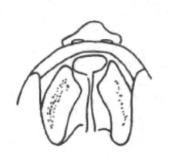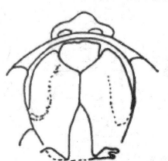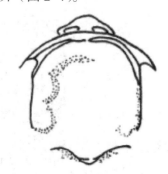

图2-4　硬腭的形成

胚胎第 8 周时，颜面部已初具人面型，但此时鼻扁而宽，鼻孔向前，分离较远，两眼位于头外侧，两眼距离较宽。胎儿后期，各部分进一步发育，形状变化，位置调整，面部近似成人面型。

由此可见，面部发育来自于额鼻突和第一鳃弓衍化出的面突的生长、分化、联合，包括一个中鼻突（两个球状突）和两个侧鼻突，两个下颌突及其衍化出的两个上颌突。

在胚胎发育过程中，如受到致畸因素的影响，则会使面突的生长发育减缓或停止，各突起不能正常的融合或融合不全，将形成面部的发育畸形，如唇、腭裂及颌、面裂等畸形（图 2-5）。

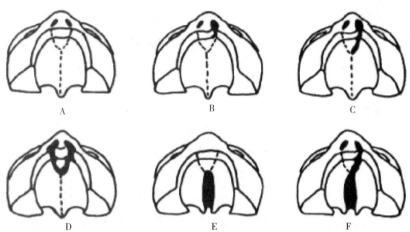

图 2-5　发育异常形成各种唇腭裂

三、出生后颅颌面的生长与发育

随着机体的长大，颅颌面部各组织结构、功能活动、大小比例和相互关系也在不断变化。

（一）出生后颅颌面的生长期

颅部在出生后到 5 ~ 6 岁时继续迅速生长，以 1 ~ 2 岁增长快速，5 岁后生长速度逐渐减慢，7 岁后颅已达到成人的 90%，此后生长速率明显下降，直到成年生长基本完成。

面部从出生到 5 ~ 6 岁时生长最快，此后，生长速度减慢，直到青春期前。青春期时面部生长速率再次加快，形成青春生长高峰期，之后生长速度又下降，直到生长停滞。女性一般在 16 岁左右面部发育基本完成，男性则到 25 岁面部发育才基本完成。

颌面部增长时期的划分，基本上和身体一致，也和牙的萌出有关，略有差别。

第一快速期：3 周 ~ 7 个月——乳牙萌出。

第二快速期：4 ~ 7 岁——第一恒磨牙萌出。

第三快速期：11 ~ 13 岁——第二恒磨牙萌出。

第四快速期：16 ~ 19 岁——第三恒磨牙萌出。

在快速期之间为生长缓慢期，颌面部的生长发育，既有个体的差异，又有性别的不同。一般而言，女性的快速期较男性早。充分掌握和应用颌面部发育的快速期，对儿童进行错殆的治疗，可取得较好的效果，其中以第二、第三快速期的临床意义较大。

（二）颅面部骨骼的发育方式

1. 软骨的间质及表面增生

软骨的间质增生是指在软骨中央区域，由细胞分裂增殖来扩大软骨体积，并于接近骨组织的软骨部分逐渐钙化为骨组织。表面增生是由透明软骨来增生新骨，即由软骨外结缔组织膜的深层细胞分化为软骨细胞，并产生软骨基质而增大体积。

2. 骨缝的间质增生

各骨缝间的结缔组织细胞分裂为成纤维细胞，产生胶原纤维及间质成为成骨基质，后者钙化成新骨，以增大骨的体积。

3. 骨的表面增生

在骨的表面以沉积的方式，外侧增生新骨，内侧吸收陈骨，保持骨的厚度相对不变而体积增大。

考点提示 *颅面骨骼的发育方式。*

此外，婴儿颅面部有以下 3 个主要透明软骨分布区。

鼻部：此部分的软骨终生不钙化成为骨组织。

颅底部：蝶骨、枕骨之间及枕骨各部分之间的软骨，主要由软骨间质增生来增加颅底前后径。

下颌髁突软骨的表面：有纤维组织覆盖，因此髁突软骨有表面增生，也有间质增生。在头部各骨骼中，髁突是最后停止生长活动者。

婴儿的颅面部由于骨表面增生及骨缝的间质增生而增长（图 2-6）。

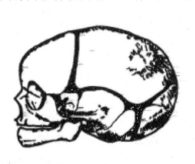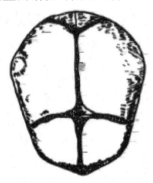

图 2-6 婴儿颅骨骨缝

（三）颅部的生长发育

颅部前后径的增长，主要靠颅底软骨的生长。枕骨大孔以前、枕骨基部与蝶骨相连的软骨，生长速率比枕骨大孔侧后部快，用以配合面部向前向下的生长。

颅部上下径及左右径的增长，主要靠颅骨骨缝的生长。出生后，许多骨缝及软骨逐渐消失融合，但颌额缝 6 岁才消失。其次，是骨面的表面生长。

颅部的三维生长中，虽然同时进行，但不成比例，前后径比上下径及左右径生长快。其生长发育，既受颅面部一般型生长发育的影响，又受脑的神经系统型生长发育的影响。

颅底的生长发育，主要由蝶筛软骨结合、蝶骨间软骨结合和蝶枕软骨结合等部位进行。蝶骨间软骨结合出生时就发生钙化，蝶筛软骨结合大约在出生后 7 年钙化。因此，后颅底的中央部分基本上不进行生长发育，颅底的前方有额骨的生长发育，而蝶枕软骨结合在18 ~ 20岁左右还可以有所活动（图 2-7）。

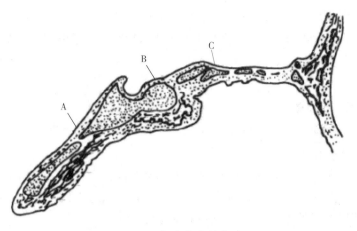

图 2-7　颅底的生长发育

A. 蝶枕软骨结合；B. 蝶骨间软骨结合；C. 蝶筛软骨结合

当某些因素对颅底软骨结合的生长发育产生影响时，则可使其出现早期骨化，造成颅底的生长发育不充分或停滞，导致面中部或上颌的后缩而形成反𬌗。对软骨结合的生长发育造成严重影响时，则可出现颅部畸形，如锁骨颅骨发育不全等。

（四）面部的生长发育

出生时，面部发育以宽度为最大，但出生后的增长量，则是以高度为最大，深度次之，宽度又次之，并且依据面部的宽度、高度和深度这一顺序而完成增长。

1. 面宽的发育

出生时，面部宽度和成人各相应部分接近，因而其生长在最初阶段就完成了大部分。

（1）上面宽（颧弓间距）　2 岁时完成成人的 70%，10 岁时完成 90%。

（2）下面宽（下颌角间距）　主要在出生后 5 年内形成。在第一恒磨牙萌出时，已完成85%。下面宽的增加比上面宽略大，因而面下部要宽一些。上面宽与上牙弓宽度之间，下面宽与下牙弓宽度之间并无直接关系，即窄的面孔不一定牙弓会窄，反之亦然。

2. 面高的发育

面高度的发育，男性大于女性，是出生后生长最多的部分。面高度与面深度一样，对颅颌面生长有很大影响，主要是依靠牙齿萌出和牙槽生长来实现。面高度到 3 岁时，大约完成生长量的 73%；5 ～ 6 岁到青春期之间为发育的缓慢期，生长量约为 16%；剩余的 11%为青春期快速期的生长量。一般在 10 岁左右接受正畸治疗时，面高度的生长发育已完成了85% ～ 90%，但后面高在 7 岁时只占全面高的 42%，在接近成人时，其增长的量达 46%，即面高的增长量后部大于前部。

由于后面高增加大于前面高，因此，生长过程中下颌有向前倾的趋势。

3. 面深的发育

面深度对于颅颌面的生长发育影响较大，较多的错𬌗畸形都存在着前后方向的畸形因素，如Ⅱ、Ⅲ类畸形。面部深度的发育，一般可分为面上部、面中部及面下部来观察。

（1）面上部　3 岁时已完成 80%，5 ～ 14 岁增加 15%。

（2）面中部　3 岁时已完成 77%，5 ～ 14 岁增加 18%。

（3）面下部　3 岁时已完成 69%，5 ～ 14 岁增加 22%。

在 5 ～ 14 岁这一生长时期，面深度的增长，面下部 > 面中部 > 面上部，这是面部生长发育的一个重要规律。

一般认为，面下部深度增加 1mm 时，相对的面中部深度增加 0.6mm。因此，儿童阶段侧面呈较突的外形；到成人阶段时，随着面下部的明显发育，则形成较直的侧面外形。对口腔正畸学来说，在大部分接受治疗的儿童，其面部向各个方向生长发育大体上已完成了总体的 85% ~ 90%。

（五）颌骨的生长发育

上、下颌骨是面部的重要组成部分，其正常发育与颅面部的发育及功能完善有密切关系。

1.上颌骨的生长发育

上颌骨由第一鳃弓的上颌突、侧鼻突和中鼻突共同发育而成。上颌骨与颅骨相连，主要是向下、向前及向外生长。上颌骨主要由前颌骨和上颌骨本体两部分组成，两者的连接骨缝约在 1 岁融合，是面部中 1/3 的主要骨性支架。

（1）长度的增长　上颌骨长度的增加有以下方式：①额颌缝、颧颌缝、颧颞缝、翼腭缝等处沉积骨质（图 2-8）；②上颌骨的唇侧增生新骨，舌侧吸收陈骨；③上颌结节后壁区增生新骨；④腭骨后缘有新骨增生，以维持后鼻棘位置，使长度增加；⑤随颅中窝的生长发育，上颌、前颅基底、前额、颧骨向前移动，增加上颌骨的长度。

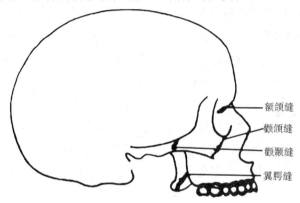

图 2-8　上颌骨骨缝示意图

（2）宽度的增长　上颌骨宽度的增加有以下方式：①上颌骨两腭突的分离移位；②腭中缝之间的骨质沉积使腭部宽度增加；③牙槽骨因恒磨牙的生长，在颊侧面增生新骨而使腭盖加宽；④在颧颌缝及部分颧骨侧面增生新骨，使上颌的宽度增加；⑤乳牙和恒牙在牙槽骨唇舌向位置的变化，使上颌骨前部的宽度增加。

（3）高度的增长　上颌骨高度的增加有以下方式：①牙齿萌出和牙槽骨表面增生新骨，使上颌骨的高度增加；②颅基底及鼻中隔的生长，使上颌骨向下向前生长，高度增加；③腭盖的表面增生新骨，鼻腔底面吸收陈骨，使腭盖下降。从婴儿到成人，腭顶高度大约增加 10mm。

根据 Enlow 提出的"V"字形原理，上颌牙槽弓呈"V"字形向后方扩大，内侧面骨质增生，外侧面骨质吸收，各自向其敞开的两端生长，从而使上颌牙槽弓向后、下方移动，即长度和高度增加。

2.下颌骨的生长发育

下颌骨是身体中唯一的具有左右联动关节的骨骼，由下颌体、下颌支及牙槽骨三部分组成，是面部下 1/3 的主要骨性支架（图 2-9）。出生后 1 ~ 1.5 岁下颌骨左右两半的骨才完全融合。下颌骨有两种生长方式，即软骨成骨和骨的表面增生。除了髁突有软骨生长外，下颌骨的大小体积增加都是由骨膜下的骨表面沉积基质，与肌的作用、髁突生长和牙萌出有关，并由此来决定下颌骨的生长。

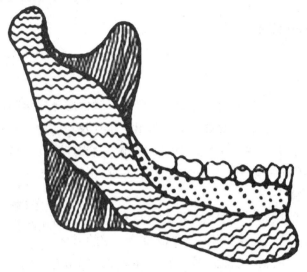

图 2-9 下颌骨结构示意图

（1）下颌骨的三维生长 下颌骨主要是向后、上生长，长、宽、高均随之增加。

长度增长：下颌骨的增长以磨牙区最多。下颌骨靠下颌支前缘吸收陈骨和后缘增生新骨来增加长度，为恒牙萌出提供空间。下颌骨外侧增生新骨，内侧吸收陈骨，使下颌体长度增加，并且可使下颌角间距离增加而向四周扩大。下颌长度的增长，女性比男性早 1 年，但在青春期，男性下颌骨生长加速。

宽度增长：主要依靠下颌体部和升支的表面改建。下颌骨外侧面增生新骨，内侧面吸收陈骨可增加宽度。随着下颌骨的向后生长，由于髁突随颞凹同时向侧方生长，使下颌支宽度增加。

高度增长：婴儿出生时，下颌高度的生长，主要是依靠下颌骨髁突向后、向上的生长；下颌支喙突的生长，也可使下颌骨高度增加。下颌体高度的生长，主要是靠下颌牙齿萌出时，牙槽突的增高及下颌骨下缘少量增生新骨。

（2）髁突的生长 髁突是下颌骨主要的生长中心，由于软骨的增殖性生长而向后上方移动，形成头大颈细的形态，从其额断面来看，呈"V"字形。根据"V"字形的原理，髁突位置向"V"字形开阔的侧方连续变化。

（3）颏部的生长 颏部的形状随着年龄的变化而变化，尤其是在第二性征出现时，其变化更为显著。颏部的外形突出，并不是由自身骨沉积生长实现的，主要是由于下颌体后部骨生长增加下颌长度，升支后缘和髁突软骨生长来增加下颌长度和高度，从而使下颌骨整体向前、向下移位，颏部也随着向前下移位。颏部的凸显是由骨的吸收和增生配合来实现的。颏上部的尖牙牙槽骨附近为骨的吸收区，向内侧移动，而颏的基底部和牙根尖部附近为骨的增生区，向外突出，使得颏部的外形逐渐凸现出来。个体的颏部外形及突度对侧貌有较大影响，在正畸治疗设计时应引起注意。

（4）下颌角的生长 下颌角的发育，可因年龄、性别、人种等有所不同。下颌角随年龄的增长而呈递减变化：新生儿下颌角为 140° ~ 160°；3 岁乳牙完成咬合时下颌角为 130° ~ 140°；12 岁恒牙咬合完成时下颌角为 120° ~ 125°；20 岁成年人为 125°；而老年时，由于牙齿脱落，牙槽突的吸收，下颌角又变为钝角（图 2-10）。在性别上也存在差异，一般来说，男性比女性下颌角大。

四、牙列与𬌗的发育

（一）𬌗的建立

1. 𬌗的建立

从婴儿第 6 ~ 8 个月乳牙萌出时开始，到最后一颗恒磨牙完全萌出时才完成。正常𬌗的建立，不仅依赖于牙齿的正常发育、正常萌出、排列及功能等，还依赖于牙槽骨、颌骨及整个面部、颅部的正常发育及面颌肌的动力平衡。𬌗的发育还受到遗传、营养、代谢、内分泌等因素及外界环境的影响，是一个多因素广泛联系复杂的过程。

扫码"看一看"

2. 建𬌗的动力平衡

正常𬌗的建立，除依靠牙齿的正常发育、萌出、排列之外，还依赖于面𬌗肌的动力平衡。颌面部肌肉从不同方向作用于牙弓，使其维持一定的形状，处于平衡的状态。

（1）向前的动力 颞肌、咬肌、翼内肌等升颌肌群的咀嚼力，通过牙齿产生向前的𬌗力，使牙体有向前移动的倾向（图 2-11）。

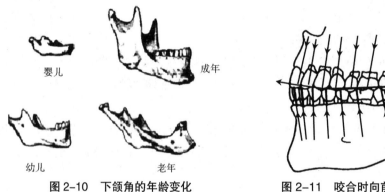

婴儿　　成年

幼儿　　老年

图 2-10　下颌角的年龄变化　　　　图 2-11　咬合时向前的动力

（2）向后的动力 口轮匝肌、上下唇方肌、颊肌、颏肌、颧肌等使同颌的牙保持紧密的邻接而相互支持，借助于斜面的关系，使上下牙弓互相稳定，保持一定的形状。

在正常的前后动力平衡，使上下牙弓可以适当向前发育，使颌不至于前突或后缩，同时促使牙弓侧向发育。

（3）内外的动力平衡 内侧有舌体、肌的作用，使牙弓外扩；外侧有唇颊肌的作用，使牙弓向内而限制其扩大。牙弓在这两种肌的作用下，保持一定的宽度和大小，维持平衡。

在正常的内外平衡下，牙弓的宽度可以适当发育，不至于使牙弓发育过宽或过窄。

（4）垂直向的动力平衡 闭口肌（如咬肌、颞肌、翼内肌），与开口肌（如翼外肌）等肌肉力量的平衡，对维持牙槽高度的正常发育起到一定作用，避免产生深覆𬌗或开𬌗。

考点提示 建𬌗的动力平衡。

（二）𬌗的发育阶段

1. 萌牙前期的颌间关系

新生儿的上下颌龈垫之间的覆盖关系，与萌牙后的覆盖关系相似，呈弧形状态。由于变异很大，不能预测恒牙时期的关系。

婴儿下颌处于休息状态时，上下颌龈垫完全分离而无接触，形成一间隙，与恒牙𬌗的息止殆间隙相似。在出生后 1 年内，上下颌间没有明确的正中殆位，下颌只有前后运动，无侧方运动。

2.乳牙殆期

乳牙殆的建立，促进了口腔的生长发育，使颌骨和肌的增长更加显著。

（1）乳牙萌出的时间和顺序　正常的乳牙列萌出，先从下颌中切牙开始（一般在出生后 6～8 个月），最后是上颌第二乳磨牙（约在 2～3 岁萌出）。一般来说，乳牙列在 2 岁后才能完成，3 岁半时乳牙的牙根基本完成。

乳牙的萌出顺序一般为：下乳切牙→上乳切牙→下乳侧切牙→上乳侧切牙→第一乳磨牙→尖牙→下第二乳磨牙→上第二乳磨牙。每个牙的萌出，均有比较固定的时间和一定的顺序性，但也有一定幅度的变动；左右两侧同名牙一般成对萌出；下颌的同名牙萌出较上颌早。但是，乳牙萌出的时间差异相当大，早于或迟于平均值是常见的。

（2）正常乳牙殆的特征　乳牙形成后，不断地进行着生长发育的变化，有如下特点。

①牙弓呈卵圆形，逐渐扩大。

②切缘和殆面逐渐磨耗，前牙轴前倾，覆殆、覆盖浅，切牙可能出现对刃关系。

③乳牙排列紧密，随着儿童的生长发育，一般在 3～6 岁，上下颌前牙出现大量生理性散在间隙，如生长间隙和灵长间隙，对以后恒牙列的排列或殆关系的建立有至关重要的影响。

④下颌第二乳磨牙逐渐前移，上下第二乳磨牙远中终末平面关系变为近中阶梯终末平面关系（图 2-12）。

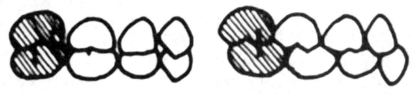

图 2-12　平齐终末平面与近中阶梯终末平面

 知识链接

灵长间隙

乳牙列形成后，不断地进行着生长发育的变化。一般在前牙部分，3～6 岁由于生长发育而出现牙列间隙，但没有一定的类型，一般称为生长间隙。根据最近的研究，有在乳牙殆建殆时就出现间隙的，也有始终无间隙的。另一现象是，在上颌乳尖牙的近中和下颌乳尖牙的远中出现间隙，一般称为灵长间隙。这是灵长类动物独有的特征，一般在低级灵长类表现更加显著。

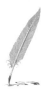

3. 替牙殆期

6～12岁期间，牙列中的乳牙和恒牙同时存在，从第一恒磨牙萌出开始到最后一颗乳牙被替换，这段时间被称为混合牙列时期，简称替牙期。

（1）恒牙的萌出时间和顺序 恒牙的萌出同样存在着性别、上下颌等差异，受地区、种族、遗传、环境、性别等方面的影响。

其萌出顺序，一般可概括如下。

上颌：6→1→2→4→5→3→7

下颌：6→1→2→3→4→5→7

或为

上颌：6→1→2→4→3→5→7

下颌：6→1→2→4→3→5→7

上述两种萌出顺序占大部分。恒牙萌出时间和顺序存在的个体及种族差异较乳牙明显。萌出顺序上的异常，常常导致错殆畸形的形成。

（2）替牙间隙（leeway space）的意义及作用 乳尖牙及第一、第二乳磨牙的牙冠宽度总和，大于替换后的恒尖牙和第一、第二前磨牙宽度总和，即替牙间隙 =（Ⅲ + Ⅳ + Ⅴ）–（3+4+5）。替牙间隙，在上颌单侧约为0.9～1mm，在下颌单侧约为1.7～2mm。

当乳磨牙脱落后，上下颌第一恒磨牙均向近中移动，下颌向近中移动较上颌多，即使乳磨牙终末平面为垂直型，也能够建立恒磨牙的中性殆关系（图2-13）。

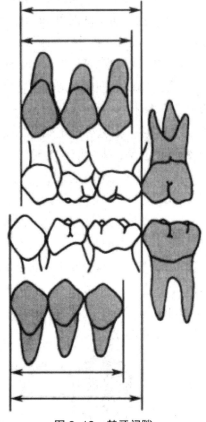

图2-13 替牙间隙

考点提示 替牙间隙。

此外，在乳、恒牙交替过程中，恒前牙一般比相应的乳前牙大，其相差的量，可由下列几个方面进行补偿：

①乳牙间有适当的生理间隙。

②恒切牙萌出时更偏向唇侧。

③尖牙之间牙弓宽度增加。

④恒前磨牙萌出时，较乳牙偏向颊侧，增加了牙弓宽度。

⑤乳牙恒牙的大小比例协调。

⑥替牙间隙的调节作用。

（3）替牙殆期的暂时性错殆现象 替牙殆期，儿童颌骨较牙的生长发育相对滞后有关，是恒牙替换乳牙时，其骨量与牙量仍然处于调整状态的自然现象，可暂时不需要矫治。

①上颌左右中切牙之间在萌出早期出现间隙：这是由于侧切牙牙胚萌出挤压中切牙牙根所致，但应排除多生牙及上唇系带过低等因素。

②上颌侧切牙初萌时出现牙冠向远中倾斜：是由于上颌尖牙位置较高，萌出时压迫侧切

牙牙根导致的，可予以密切观察。

③恒切牙萌出时出现轻度的拥挤现象：可能由于恒牙较乳牙大，随着颌骨的增大和替牙间隙的作用，可自行调整。

④上下第一恒磨牙建𬌗初期可能为尖对尖的𬌗关系：当乳磨牙与前磨牙替换后，利用上下颌的替牙间隙之差，可以调整为中性关系。

⑤上下切牙萌出早期出现前牙深覆𬌗：当第二恒磨牙生长及恒前磨牙建𬌗时，后牙牙槽骨高度增加，可自行解除。

考点提示 暂时性错𬌗的表现。

4. 恒牙𬌗期

临床上，从乳牙全部脱落开始，到第二恒磨牙完成建𬌗的这段时间，为恒牙列早期阶段，约 12 ~ 14 周岁，此期是儿童生长发育的高峰期，颌骨可塑性最强，是正畸治疗的最佳时期。从 12 岁第二恒磨牙萌出，到第三磨牙的萌出，恒牙列初步完成，建立了恒牙𬌗。

此时，在理论上，上下颌前牙的关系应该是：下中切牙的切缘咬在上切牙的腭侧面的切 1/3 与中 1/3 交接处，上颌尖牙咬在下颌尖牙远中及第一前磨牙的近中；上颌第一磨牙的近中舌尖，咬在下颌第一恒磨牙的中央窝；上下颌牙的接触关系，除上颌第三磨牙和下颌中切牙与对颌只有一个牙齿接触外，其余上下颌牙均与对颌 2 个牙齿相接触。一般来说，恒牙萌出和钙化过程，女孩早于男孩，腭中缝的关闭却是女孩晚于男孩。

五、颅颌面生长发育预测与正畸治疗

错𬌗畸形是在颅面部生长发育过程中，由于受到各种内外因素的影响，形成的发育性畸形。错𬌗畸形形成后，反过来又可影响到颅颌面的正常生长发育，两者之间有密切的关系，可彼此相互影响、互为因果或相互制约。

深入了解生长发育的相关知识和生长发育的预测指标，并与正畸治疗结合起来，有助于错𬌗畸形的早期诊断和预测错𬌗的发生、发展和预后，并为确立正确的矫治计划奠定基础。

（一）生长发育预测与生理龄

同一年龄的不同个体，在生理上、精神上的生长发育阶段存在着个体差异，需要对其进行个体的生长发育状态进行预测。

为了弄清个体生长发育的真实情况，除了天文学上反应时间尺度的实足年龄（chronological age）外，还应该使用能更客观地反映个体生长发育特点的其他生理学年龄（physiological age），简称生理龄，如骨龄、牙龄、第二性征及形态学年龄。

1. 骨龄（bone age，skeletal age）

骨龄（bone age，skeletal age）即骨骼测定年龄。处于生长发育期个体的骨龄，是根据骨骼 X 线影像中骨化中心的出现、成熟过程及骨骺和干骺端融合的过程来加以判断的。

骨龄与身高的增长密切相关，用来判定骨龄的骨骼有许多种，口腔正畸学最常用的是颈椎、手腕骨（常用左手）。

2. 牙龄（dental age）

牙龄是指以萌出牙的数目和种类作为指标，来评价个体所处的发育阶段。有时，也可通过 X 线片来观察未萌出牙的牙胚形状、钙化程度和牙冠或牙根形成的程度，并用其作为评价标准。

3. 第二性征龄（secondary sexual character age）

将第二性征的出现到成人这一时期的发育变化特征分为几个阶段，从而划分青春期（puberty），判断某个个体的身体成熟度。评判第二性征年龄的特征性器官主要是从体表容易清楚观察到的外生殖器（睾丸、阴囊、阴茎）、阴毛、乳房、腋毛、月经初潮、胡须、喉结（喉结隆起）及变声等。

4. 形态学年龄（morphological age，shape age）

形态学年龄是指以身体形态学上的生长程度作为年龄标准的一种评判方法。例如，用身高、体重等指标在个体成长过程中发生的明显变化为基准线来判断个体生长发育情况。

（二）颅颌面生长发育与正畸治疗

正畸医师如果对颅颌面部生长发育的动态变化过程缺少了解，不仅难以对患者作出全面的诊断和合理的矫治设计，而且也很难准确把握错𬌗畸形早期矫治的时机与分寸，很难获得良好稳定的疗效。

对处于生长发育快速期的患者，还可充分利用其生长发育的潜力来阻断错𬌗畸形的发展，并引导颅颌面向正常生长。因此，准确判断患者的生理龄，对正确制定矫治目标、选择最佳治疗时机、评估矫治限度和预测矫治效果均有非常重要的临床指导意义。一般而言，青春生长发育高峰期是各类错𬌗畸形治疗的最佳时期，可以因势利导并获得事半功倍的治疗效果。因此，正畸医师必须全面了解患者错𬌗畸形的性质及其可能的生长发育趋势。

此外，正畸矫治在改变患者原有的颅、颌、面、牙等结构的平衡状态之后，这些结构有趋向于再次平衡的生物学过程，即治疗前存在的发育异常可能再次出现。这一现象在正畸治疗中称为"复发"。理论上来说，正畸治疗难以改变患者的生长型，后续的生长一定延续患者最初的生长型进行。对于某些骨性错𬌗畸形患者，正畸治疗之后的持续生长，会对正畸治疗效果产生很大的影响。如果不利的生长持续进行，颅颌面的生长发育性问题可能会重新出现。从口腔颌面部三维立体生长发育的时机来看，颌骨的横向生长是最早完成的，相对于垂直向和矢状向的生长来说，其治疗效果最为稳定，受后续生长的影响也最小。

总之，正确判断颅颌面的生长发育状况，利用颅颌面生长发育潜力的相关知识，对错𬌗畸形的正确诊断、治疗和保持都非常重要。

本 章 小 结

颅颌面部的生长发育是机体生长发育的一部分，是口腔医学的基础知识。错𬌗畸形是个体在颅颌面生长发育过程中，由于遗传与环境因素共同作用下出现的发育性畸形。颅颌面的发育与𬌗的发育是相互影响、相互制约的，与错𬌗畸形的发生、发展密切相关，是口腔正畸学的重要基础知识之一。

出生前，颅颌面的发育是由膜性颅和原口开始，经过一些突起的生长、分化、融合而完成。如果发育时各突起的融合有问题，将产生唇腭裂等畸形。出生后，颅颌面的长、宽、高按照各自的比例生长。根据其生长速度，可分为快速期和缓慢期，在生长发育过程中，上下颌之间的位置关系将不断进行调整。

牙列与𬌗的发育可分为乳牙期、替牙期和恒牙期。各牙有各自的萌出时间和顺序，其正常与否，对错𬌗畸形的发生、发展都有重要影响。正常𬌗的建立，还依赖于口颌系统正常的动力平衡。深入了解颅颌面生长发育的知识，有助于早期预测和诊断错𬌗畸形的发生、发展及预后，为确立正确的矫治计划奠定基础。

习　题

一、单项选择题

1. 错𬌗畸形的最佳矫治年龄为（　　）

A. 5 ~ 8 岁　　　　　　　　　　B. 8 ~ 10 岁

C. 10 ~ 12 岁　　　　　　　　　D. 12 ~ 14 岁

E. 视患者具体情况而定

2. 下颌体长度的生长是由于（　　）

A. 髁突软骨的骨沉积

B. 下颌骨升支前缘骨吸收，后缘骨沉积

C. 牙槽边缘以及下颌体下表面骨沉积

D. 下颌体中央联合以及下颌骨升支后缘骨沉积

E. 以上都不对

3. 颌面部的第三快速发育期是指（　　）

A. 16 ~ 19 岁，第三恒磨牙萌出　　　B. 7 个月 ~ 6 岁，乳牙列期

C. 4 ~ 7 岁，第一恒磨牙萌出　　　　D. 7 ~ 11 岁，替牙列期

E. 11 ~ 13 岁，第二恒磨牙萌出

4. 与错𬌗治疗关系最大的生长期是（　　）

A. 第一快速生长期　　　　　　B. 第二快速生长期

C. 第三快速生长期　　　　　　D. 第四快速生长期

E. A+B+C

5. 颌面部的生长曲线是（　　）

A. "S" 型　　　　　　　　　B. 神经系型

C. 性器官型　　　　　　　　D. 淋巴型

E. 直线型

6. 在颌面骨骼的生长中心中最后停止生长活动的是（　　）

A. 鼻中隔软骨　　　　　　　B. 蝶枕软骨

C. 枕骨的各部分间软骨　　　D. 髁状突软骨

E. 蝶筛软骨

7. 颅底的生长发育主要以下述哪种方式进行（　　）

A. 骨缝向结缔组织的增生和骨化　　B. 骨的表面增生

C. 软骨的增生　　　　　　　　　　D. A+B

E. A+B+C

扫码"练一练"

8.面部肌肉动力平衡中，与向后的动力有关的肌肉是（　　）

A.颞肌　　　　　　　　　　　　　B.翼内肌

C.咬肌　　　　　　　　　　　　　D.上下唇方肌

E.以上都不是

9.易致远中错𬌗的功能异常是（　　）

A.翼外肌功能不足　　　　　　　　B.翼外肌功能亢进

C.咀嚼功能异常　　　　　　　　　D.以上都对

E.以上都不对

10.替牙期的下列现象不属于生理性错𬌗的是（　　）

A.上颌中切牙萌出早期，出现间隙

B.恒切牙萌出早期，出现轻度牙列拥挤

C.上下颌第一恒磨牙为完全远中关系，前牙深覆𬌗、深覆盖

D.上下恒切牙萌出早期，前牙轻度深覆𬌗

E.以上都不对

二、思考题

1.简述颅面部骨骼的发育方式。

2.简述不同𬌗发育阶段的生长特征及其生理意义。

3.简述颌面部生长发育的快速期分类。

（吴泽秀）

第三章

错𬌗畸形的病因

学习目标

知识目标

1.**掌握** 错𬌗畸形的病因与分类。

2.**熟悉** 导致错𬌗畸形的因素。

3.**了解** 错𬌗畸形的形成机制。

人文目标

培养学生判断诊疗实践是否安全的能力意识，具备评价处理诊疗实践中伦理社会法律问题是否适当的意识。

技能目标

培养学生对错𬌗畸形病因分析判断的能力。

错𬌗畸形发生和发展是错综复杂的，是多种因素或多种机制共同作用的结果。错𬌗畸形的病因学研究是口腔医学的主要任务之一。错𬌗畸形的病因可以分为遗传因素和环境因素。研究错𬌗畸形的病因，对于错𬌗畸形的诊断、矫治设计和预后判断具有重要价值。

 案例分析

【病案】

某患者，女，21岁，因牙不齐影响美观要求矫治。口腔检查：恒牙列，双侧第一磨牙关系为完全近中关系，下颌中线偏右1mm，覆𬌗Ⅱ°、反覆盖，Spee曲线陡峭，侧貌为凹面型，下颌可后退至对刃；母亲有类似面型；父亲面型无明显异常，兄弟姐妹中三人有类似面型，一人面型无明显异常；气道颞下颌关节检查无明显异常，头影测量分析骨性三类错𬌗，高角；余未见明显异常。

【讨论】

1.分析案例的病因。

2.讨论案例矫正方法。

一、遗传因素

遗传因素是指精细胞和卵细胞在结合时就已经具有的由遗传基因决定的形状。遗传：子

25

代与亲代之间具有的相似性；变异：子代与亲代、子代与子代之间的特殊性与差异性。遗传因素形成错𬌗的途径：牙齿大小与颌骨大小之间的遗传性不协调（独立遗传），牙量与骨量之间的遗传性不协调，上下颌骨大小或形态之间的遗传性不协调——𬌗关系异常。错𬌗畸形具有多基因遗传的特征。

（一）种族进化

在人类进化的过程中，随着生存环境的改变、食物的日益精细，人类的咀嚼器官出现了不平衡的退化，错𬌗畸形也从无到有，症状从轻到重。据相关调查资料显示，80 万～50 万年前的古人头骨上，未发现错𬌗，10 万年前尼安德特人头骨上有轻微错𬌗，殷墟人错𬌗占 28%，而现代人错𬌗约占 67.87%。随着人类的种族演化，错𬌗畸形的症状逐渐积累，最终形成固定的性状，表现为遗传，其机制如下。

1. 人类基本行动姿势的改变

从原始到现代，人类生存环境由原始森林变为平原，基本的行动姿势也从爬行逐渐变为直立行走，躯体重心发生改变，头颈部肌肉的力量逐渐减弱，为了支撑头部的平衡，颌骨逐渐退化缩小，颅骨因脑量的增大而逐渐扩大，随着人类逐渐进化，演化成现代人的颅面外形。

2. 咀嚼器官的退化不平衡

随着人类行走姿势和食物性状的改变，咀嚼器官逐渐退化，就退化程度来说，肌肉最明显，颌骨次之，牙齿最慢，呈现出不平衡的退化现象，直接导致缩小的颌骨容纳不下相同数目的牙齿，即牙量与骨量的不协调，错𬌗畸形随之产生。

3. 食物性状的改变

随着人类的进步，人类摄取食物的性状发生了改变：由生到熟，由粗到细，由硬到软。食物对咀嚼器官的功能刺激逐渐减弱，咀嚼器官的发育潜力减弱，表现出咀嚼器官退化性缩小的遗传倾向，这与错𬌗畸形的发生紧密相关。

考点提示 ▷ 种族演化特点。

（二）个体发育

现代人中大多数有不同程度的错𬌗畸形，这与双亲具有的遗传特性紧密相关。子女的颅面外形像父母，是由于双亲将错𬌗畸形遗传给子女，这是咀嚼器官所特有的遗传现象。但有的子女并不完全像父母，说明不仅与遗传相关，还受环境和变异的影响。

研究人员发现，若父亲的上颌牙弓宽大，母亲的上颌牙弓狭窄，则子女的上颌牙弓多与母亲相似；反之，若父亲的上颌牙弓狭窄，母亲的上颌牙弓宽大，则子女的上颌牙弓多与父亲相似。若父母一方或双方有小下颌发育者，则小下颌的遗传甚为明显；父母一方或双方下颌发育较大时，则大下颌的遗传趋势较小。在咀嚼器官的遗传中，退化性性状占优势。

在错𬌗畸形的病因中，遗传因素占的比重较高，调查显示：我国错𬌗畸形形成的遗传因素约占错𬌗畸形病因的 29.4%。遗传性错𬌗的表现形式如下。

（1）重复表现　子代与亲代。

（2）断续表现　孙子像爷爷或奶奶。

（3）变化表现　遗传的不完全性。

常见的遗传性错𬌗畸形有牙列拥挤、牙间隙、颜面不对称、牙齿数目异常、牙齿形态

扫码"学一学"

异常、牙齿萌出时间顺序异常、下颌前突、上颌前突、下颌后缩、反𬌗等。

考点提示 个体发育特点。

知识链接

T.M Graber等对错𬌗畸形遗传因素的观点

机体中存在着一个基本的遗传型——遗传因素决定颌面部最终的形态；颅面骨的遗传率较高，而牙列特征的遗传率较低，其变异主要来自环境；同一种族牙齿错𬌗畸形的发生率小，混合人种的发生率较高。

二、环境因素

环境因素包括先天因素和后天因素，二者互相联系，密不可分。

（一）先天因素

受精卵在母体中生长发育的过程中，尤其在颌面部发育的胚胎期，任何影响胚胎发育的因素都有可能影响颌面部的正常发育，从而导致错𬌗畸形。这种牙颌的异常发育虽然表现出先天性，但并不一定都具有遗传性。

1. 母体因素

母亲妊娠时的健康、营养状态，影响着胎儿颌面部的发育。

母体的营养不良如缺少胎儿生长发育所必需的钙、磷、铁等矿物质以及维生素 B、维生素 C、维生素 D 等，可造成胎儿发育不良；母体的代谢失调，如钙、磷代谢异常，则会造成佝偻病、骨软化病等骨骼代谢病；妊娠初期母亲患风疹、梅毒及其他传染病可影响胎儿骨的钙化，导致颌骨畸形、牙齿的发育异常，如釉质发育不全；母体受到大剂量放射线照射，也可引起胎儿的发育畸形。

知识链接

临床常见的致畸因素导致的畸形

致畸因素	作用结果
甲氨蝶呤	无脑畸形
阿司匹林	唇腭裂
吸烟	唇腭裂
苯妥英钠	唇腭裂
乙醇	面中部发育不足
弓形虫	小头畸形，脑积水
地西泮（安定）	唇腭裂
维生素 D	骨缝早闭

2. 胎儿因素

胎儿发育的早期，其内分泌腺已参与本身新陈代谢的调节，如果胎儿的新陈代谢出现障碍或者内分泌功能失调，会造成颌面部的发育异常而出现畸形；子宫内胎儿的生长发育环境对颌面部的发育有重要影响，子宫内出现异常如脐带缠绕、胎位不正、羊水压力失常等都可能使颌面部受到异常外力的作用，出现发育受阻或两侧发育不对称，特别是子宫狭窄、羊水较少，对胎儿的影响更明显。

3. 常见的发育障碍及缺陷

（1）牙齿数目异常　牙齿数目异常可表现为多生牙和先天性缺失牙。

多生牙，即牙齿数目超出正常范围，数目有一个或数个，形态一般呈锥形或者与邻牙相似（图3-1）。来自牙胚发育的起源及增殖阶段的异常由遗传和环境因素造成。多生牙的位置可以是牙弓的任何部位，常见部位在上颌中切牙之间，有的位于侧切牙或前磨牙区。多生牙萌出后会占据恒牙的位置，引起恒牙的异位萌出或者牙列拥挤。有的多生牙则埋藏在颌骨内不能萌出，会造成恒牙移位、颌骨囊肿。因此，多生牙应尽早拔除。

先天性缺失牙在乳牙列、恒牙列均可发生，恒牙列较为多见，最容易发生的牙位依次为第三磨牙、下颌切牙、上颌第二前磨牙、下颌第二前磨牙及上颌侧切牙，先天性无牙牙合或者先天性牙列缺失者较罕见。牙胚发育早期阶段的异常因素所致，可能与遗传或外胚叶发育障碍有关。缺失牙影响相邻牙齿的位置使牙弓产生间隙，严重时影响牙弓的形态如牙弓的不对称，颌骨的生长，进而导致上下牙合关系的紊乱或上下牙弓的不协调等（图3-2）。

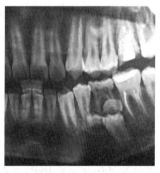 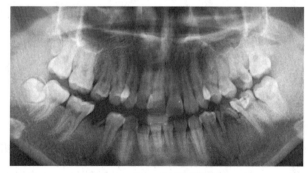

图3-1　多生牙　　　　　　　图3-2　35、45 先天缺失

（2）牙齿形态结构异常　包括牙齿过大、过小和形态结构的异常，往往由遗传因素决定。牙齿过大，多见于上颌中切牙和侧切牙，在颌骨发育正常的情况下，则表现为牙量和骨量的不足，形成牙列拥挤或上颌前牙前突；牙齿过小，多见于上颌侧切牙，过小牙的存在则容易使牙弓内产生间隙。牙齿形态异常最常见于切牙和尖牙，形态变异为圆锥型；此外，可见一些因发育缺陷引起的形态异常，如牙釉质发育不全、畸形舌侧尖、畸形中央尖、融合牙、结合牙等（图3-3）。

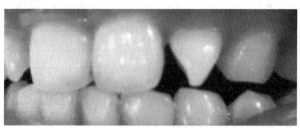

图3-3　22 畸形牙

（3）舌形态异常 舌的形态异常分为巨舌症和小舌症。巨舌症患者的舌体异常肥大，牙弓所承受的来自舌体的压力较大，结果表现为牙弓扩大，尤其是下牙弓的明显扩大，伴随牙齿间隙的产生。当舌体力量主要作用于下前牙时，下前牙唇倾形成反𬌗；舌体停留在上下颌牙齿之间时则形成开𬌗。小舌症患者舌体过小，因不能对牙弓施加正常的功能性压力，造成牙弓发育不足，表现为牙弓狭窄及牙齿拥挤。

（4）唇系带异常 上唇系带为口腔前庭沟中线上扇形的黏膜皱襞。婴幼儿唇系带较为宽大，附着低，有的与切牙乳头直接相连。随着儿童的生长，牙齿的萌出，牙槽嵴增高，唇系带也应逐渐缩小，通常 10 ~ 12 岁时，附着位置应在距离两中切牙龈缘上方约 3mm 处。若唇系带不能自行萎缩，则会导致上切牙出现间隙，影响中切牙的排列。

（5）唇裂和腭裂 唇、腭裂的发生既与基因的遗传有关，也与患儿出生前的母体环境因素有关。研究表明，母体妊娠期间患某些传染病、缺乏核黄素或发生子宫内损伤等，均可引起唇腭裂的发生。腭裂患者常伴随侧切牙先天性缺失、中切牙或尖牙的易位、埋伏等上颌前牙区的错𬌗畸形，由于腭裂裂隙的存在，上颌骨向前的发育受到限制，往往表现为前牙或后牙反𬌗。

考点提示 常见的发育障碍及缺陷有哪些？

（二）后天因素

个体出生后，各种内在、外在的因素都会干扰口腔颌面部软硬组织正常的生长发育，导致错𬌗畸形的发生。

1. 全身因素

（1）某些急性及慢性疾病 如麻疹、水痘、猩红热等出疹性急性传染病，由于侵犯上皮系统并且发病症状伴发高热，影响骨骼和牙齿的钙化过程，造成牙釉质发育不全、颌骨的发育不足；某些慢性消耗性疾病，如消化不良、结核病、小儿麻痹等，会降低机体对食物中营养物质的吸收，使机体营养摄入不足，影响颌骨的生长发育和牙齿的萌出替换，造成错𬌗畸形。

（2）内分泌功能紊乱 垂体是人体最重要的内分泌腺，可分泌多种激素，对代谢、生长、发育和生殖等有重要作用。在幼年期间，垂体功能不足，生长激素分泌过少，引起侏儒症。患儿骨骼发育明显迟缓，身材矮小，口腔表征为下颌骨较小，牙弓狭窄，腭盖高拱；乳牙牙根吸收缓慢、滞留；恒牙发育迟缓，牙体及牙根短小，髓腔及根尖孔大。垂体功能亢进是指生长激素分泌过多，如发生在幼年，身体各处骨骼都过度生长，形成巨人症。如发生在成年以后，可引起肢端肥大症。患者呈特殊面貌，前额、颧骨及下颌前突，上下颌牙弓发生错位，严重者则表现为全牙列的反𬌗，舌体过大而出现牙间隙，牙齿萌出过早，呈灰黄色，恒牙牙根吸收。

甲状腺是人体最大的内分泌器官，它的主要功能为合成甲状腺激素，调节机体代谢。当甲状腺功能不足时，患者骨骼的发育受到限制，下颌发育不足，牙弓狭窄，腭盖高拱；牙齿萌出迟缓，乳牙滞留，萌出次序紊乱，牙齿拥挤错位，恒牙根吸收，牙齿发育不良。甲状腺功能亢进时，机体骨骼发育快速，乳牙、恒牙均过早萌出，乳牙根吸收缓慢，乳牙滞留，牙齿呈青白色。

（3）营养不良 营养物质对于机体的生长发育有着重要作用，营养成分摄入不足或营养物质吸收障碍都可以导致营养不良，从而影响儿童身体的正常发育。维生素 A 缺乏，可引起牙齿萌出迟缓，还会影响牙釉质的发育。维生素 B 缺乏，可使牙齿、颌面生长停滞，导致牙槽嵴萎缩。相关研究证实，单纯维生素 B_2 缺乏，后代出现腭裂的机会增加。维生素 C 缺乏，影响牙釉质、牙本质的形成，严重的可引起坏血病，导致牙龈水肿、充血、出血。维生素 D 缺乏，可使钙磷代谢异常，使骨骼的钙化过程受阻，口腔表征为乳、恒牙萌出迟缓，上颌骨狭窄，腭盖高拱，上前牙拥挤、前突、开𬌗等。

（4）颌骨骨折　颌骨骨折导致的错𬌗畸形与骨折的部位、程度及患者年龄等因素有关。

考点提示　导致错𬌗畸形的全身因素。

2. 口腔及其周围器官的功能因素

（1）吮吸功能　刚出生婴儿的下颌处于相对远中的位置，借助吃奶时的吮吸功能给下颌适当刺激使之调整至中性状态。母乳喂养或人工喂养，均可由于喂养姿势及奶瓶位置不正确，或是奶头与嘴巴大小的不适合，使下颌前伸不足或前伸过度，造成下颌后缩或下颌前突畸形。与吮吸功能有关的翼外肌如功能不足，可产生远中错𬌗；反之，如功能过强，则产生近中错𬌗。

（2）咀嚼功能　现代人饮食较精细，使咀嚼功能减退，相应的功能性刺激减弱，造成了咀嚼器官的退化。研究表明，充分发挥咀嚼功能，对错𬌗畸形有预防作用。如果儿童的食物过于精细和柔软，咀嚼肌的功能未能充分发挥，口腔颌面部的发育缺乏相应的生理刺激，导致颌面部发育受限制，牙弓发育不良，牙齿拥挤，造成错𬌗畸形的发生。因此，儿童食物除了符合营养学要求之外，还应该注意食物的高纤维性、高粗糙性和耐嚼性。

（3）吞咽功能　正常吞咽时，上下唇自然闭合，上下牙齿的咬合关系为正中𬌗位，舌体位于牙弓之内，上与硬腭接触，四周与牙齿舌面接触，唇颊肌与舌肌协同动作，使牙弓处于内外动力平衡之中。错误的哺乳方式或者咽喉部疾病常使患者在吞咽时将舌伸向上下前牙之间，导致吞咽时唇不能闭合，牙齿也不能咬合，舌体对牙弓内侧的压力大于唇颊肌对牙弓外侧的压力，牙弓内外力量失去平衡。舌对上下牙弓所施加的压力，使上前牙唇向倾斜，并将下前牙压低，形成上牙弓前突及开𬌗畸形；下颌在降颌肌群的牵引下向后下移动，导致下颌后缩畸形。

（4）呼吸功能　人体正常的呼吸方式为鼻呼吸，但是当鼻腔通道部分或者全部阻塞时，则迫使以口呼吸代替鼻呼吸。口呼吸时，面颊部的肌肉张力增大，舌体被牵引向下，上颌弓内侧失去舌体的支持，外侧受颊肌压迫，内外的肌动力平衡被打破，同时呼吸气流通过口腔使硬腭顶端在生长发育中不能下降，逐渐会导致腭盖高拱，牙弓狭窄，前牙拥挤或前突，下颌后缩。当扁桃体肥大时，咽腔变窄，为了减轻呼吸困难，舌体通过前伸来扩大呼吸通道，带动下颌向前，造成下颌前突畸形。口呼吸患者常常上唇短缩、唇肌松弛、鼻翼萎缩。

（5）肌肉功能异常　正常肌作用：促进肌附着处骨骼的生长与改建，使下颌骨向下、向前生长。异常情况如下。

①过度收缩：斜颈，面部不对称；咀嚼肌肥大，颌骨形态异常、面型表现为短面型。

②肌无力：垂直向过度生长、后牙过度萌出、前牙开𬌗，面型表现为长面型。

一侧颜面肌缺如或神经性萎缩：面型不对称。

③肌肉缺失，颌骨发育受限。

考点提示 ▶ 导致错𬌗畸形的肌功能因素。

3. 口腔不良习惯

据统计，各类错𬌗畸形的病因中，口腔不良习惯约占错𬌗畸形病因的 1/4，在儿童中比例更高。儿童错𬌗畸形的发生和严重程度与其口腔不良习惯的作用频率、持续时间、作用强度等密切相关。

（1）吮指习惯　吮指发生在 2 岁以前不属于口腔不良习惯，如果吮指动作习惯持续到 3 岁以后，就可能导致明显的错𬌗畸形。吮指习惯造成的错𬌗畸形类型与吮指部位、颊肌收缩的张力及吮吸时的姿势有关。错颌畸形的严重程度与吮吸的力量、频率、持续时间等因素有关。吮拇指时，将拇指放在正在萌出的上下前牙之间，会阻止前牙的正常萌出，形成前牙局部圆形开𬌗。由于吮拇指时颊肌收缩，口腔内气压降低，牙弓外侧的压力大于牙弓内侧的压力，而使牙弓狭窄，上前牙前突，开唇露齿，并伴有单侧后牙反𬌗（图3-4）。吮拇指动作有压下颌向后的作用，可造成远中错𬌗。吮小指或食指时，可形成局部小开𬌗。

（2）咬唇习惯　咬唇习惯多发生在 6 ~ 15 岁，与心理有关，分为咬下唇和咬上唇，造成的错𬌗畸形也不同。

咬下唇时，下唇位于上前牙舌侧和下前牙唇侧之间，上前牙舌侧的压力及下前牙唇侧的压力均增加，导致上前牙向唇侧倾斜移位出现牙间隙，下颌及下牙弓向前的发育受限制，下前牙向舌侧倾斜移位出现拥挤，覆盖增加。临床表现为上唇短缩，开唇露齿，上前牙前突和下颌后缩等症状（图3-5）。

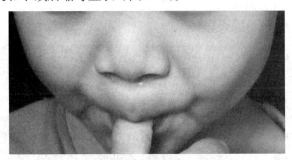

图 3-4　吮拇指习惯

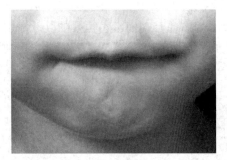

图 3-5　咬下唇习惯

咬上唇形成错𬌗畸形的机制与咬下唇正好相反，临床表现为上前牙舌倾、下前牙唇倾、前牙反𬌗、下颌前突及近中错𬌗等畸形。

（3）咬物习惯　多见咬铅笔，还可见咬衣角、指甲、被角、枕角、扣子等。咬物时通常将物品固定在牙弓的某一部位，常形成该部位的小开𬌗。

（4）舌习惯　患咽喉部疾病的儿童，常将舌向前伸以使呼吸畅通，形成吐舌习惯。由吮指、口呼吸等造成开𬌗后，由于开𬌗间隙的存在，舌体会习惯于伸向开𬌗间隙，形成继发性吐舌习惯。吐舌习惯的危害是形成前牙梭形开𬌗畸形，形态与舌体两侧薄中间厚的形态相吻合，有时因舌肌对上颌切牙舌面的压力增大，可造成前牙唇倾并出现散在间隙。伸舌习惯常伴有下颌前伸动作，因此伴有下颌前突畸形（图3-6）。

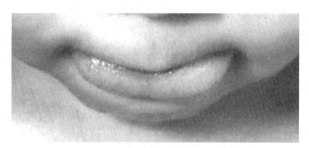

图 3-6　舌习惯

（5）托腮及睡眠习惯　儿童在读书或思考问题时经常用手托腮或撑持颊部，睡眠时经常将手、肘或拳枕在一侧脸下，日久形成习惯，影响颌面部的正常发育及面部的对称性。

（6）偏侧咀嚼习惯　偏侧咀嚼大多是由于一侧后牙由于严重的牙体牙髓病废用或者有缺失牙，该侧不能发挥正常的咀嚼功能，因此患儿用健侧咀嚼食物，日久形成偏侧咀嚼习惯。由于偏侧咀嚼，废用侧咀嚼功能低下，下颌向健侧偏斜，下中线也偏向健侧，造成健侧后牙远中错𬌗、对𬌗或反𬌗，废用侧趋于近中关系，颜面左右两侧发育不对称（图 3-7）。

考点提示　导致错𬌗畸形的口腔不良习惯。

4. 乳牙期及替牙期的局部障碍

乳牙期及替牙期的局部障碍是形成错𬌗畸形常见的原因之一。

（1）乳牙滞留　乳牙在正常替换期过后仍不脱落，称为乳牙滞留。通常随着继替恒牙的发育，乳牙牙根逐渐吸收，最终脱落。乳牙根尖病变常使乳牙根与牙槽骨粘连，影响乳牙牙根的正常吸收。此外，恒牙牙胚异位、缺失等都会导致乳牙滞留。由于乳牙滞留，继替恒牙萌出受阻，可能出现埋伏阻生、异位萌出或萌出顺序异常，造成牙齿排列及𬌗关系的紊乱。临床对有继替恒牙的乳牙滞留采取及时拔除。71、81 滞留见图 3-8。

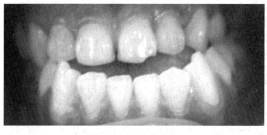

图 3-7　偏侧咀嚼

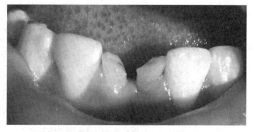

图 3-8　71、81 滞留

（2）乳牙早失　乳牙在正常替换前，因龋病、外伤及其他原因丧失或拔除，为乳牙早失（图 3-9）。乳牙除咀嚼功能外，还具有保持牙弓长度、引导恒牙萌出、促进颌骨发育、维持正常颌间关系等功能。乳牙早失，邻牙向缺牙间隙移位导致继替恒牙错位萌出或埋伏阻生，缺牙侧咀嚼功能的丧失使局部颌骨得不到足够咀嚼刺激而发育不足，同样也影响继替恒牙的萌出。

下乳尖牙早失，可使下切牙舌侧移位，前牙出现深覆盖；第二乳磨牙早失，可使第一恒磨牙向近中移动，造成牙弓长度缩小；上颌乳磨牙早期缺失，可能使上切牙及乳尖牙向远中及舌侧移位，造成前牙的对刃或反𬌗；下颌乳磨牙过早缺失，则下切牙及乳尖牙可能向远中及舌侧移位，使前牙覆𬌗、覆盖加深。当上下乳磨牙多数缺失时，上下牙弓之间失去𬌗的支持，使颌间高度降低，前牙覆𬌗加深，或者下颌向前移位，造成假性下颌前突或假性近中关系，没有早期干预治疗可能会形成真性近中关系，同时咀嚼功能的丧失使颌骨缺乏功能刺激而发育不足。

（3）乳尖牙磨耗不足　因功能性磨耗不足，可使乳尖牙明显高出牙弓𬌗平面。咬合时乳尖牙由于早接触而疼痛。为了避免疼痛刺激，患儿常迫使下颌向前方或侧方移动，日久便形成假性下颌前突、偏𬌗或反𬌗畸形。

（4）乳牙下沉　替牙期时，乳牙牙根的吸收过程常是牙根的吸收和根周组织的修复同时进行。若牙槽骨与牙骨质之间发生粘连，牙根的吸收停止，乳牙则在该位置固定，而周围牙槽骨的增长却在继续，邻牙因萌出而升高，该乳牙处于相对低的位置，即乳牙下沉的状态。

（5）恒牙早失　因龋病、外伤、炎症或医源性误拔，致使恒牙过早丧失或拔除，称恒牙早失。恒牙早失常使牙弓内出现间隙、邻牙向缺隙倾斜、对𬌗牙伸长以及咬合关系的紊乱等，也会影响儿童颌骨的发育。第一磨牙龋患率最高，故易早失，危害也最严重。

（6）恒牙萌出顺序紊乱　在正常情况下，恒牙萌出顺序为：上颌为第一磨牙、中切牙、侧切牙、第一双尖牙、第二双尖牙、尖牙、第二磨牙及第三磨牙；下颌为第一磨牙、中切牙、侧切牙、尖牙、第一双尖牙、第二双尖牙、第二磨牙及第三磨牙。一般来说，下颌牙都比上颌同名牙萌出稍早。因乳牙早失、乳牙滞留、乳牙根尖病变或骨性粘连、多生牙及肿瘤等原因，可能影响恒牙的萌出顺序，造成错𬌗畸形。如上颌第一磨牙在下颌第一磨牙之前萌出，有可能形成远中错𬌗畸形；上颌第二磨牙比双尖牙或尖牙早萌，使上颌第一磨牙向近中倾斜，缩短了上牙弓的长度，会使后萌的牙齿因间隙不足而拥挤错位。下颌第二磨牙早于下颌第二前磨牙会形成近中关系，下颌第二前磨牙萌出间隙不足。

（7）上颌中切牙间隙不闭合　替牙时期，上中切牙之间常出现暂时性间隙，待侧切牙、尖牙萌出后，该间隙常自行消失，但当上唇系带附着过低，上颌前部存在多生牙，上颌中切牙间骨板过厚，颌骨中缝未完全闭合等会造成上颌中切牙间隙存在（图3-10）。

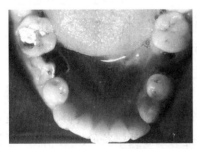

图3-9　35早失

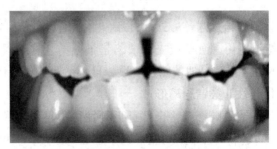

图3-10　11、21有间隙

错𬌗畸形形成的因素和机制是错综复杂的，可能是一种因素或者多种因素起作用。错𬌗畸形的病因可以是先天因素，也可以是后天因素。这些因素作用于口腔颌面部的骨骼、肌肉组织和牙齿，只要作用时间和强度足够，就有可能引起错𬌗畸形的形成。

考点提示 导致错拾畸形的乳牙期及替牙期的局部障碍。

> **知识链接**
>
> 错拾畸形的形成机制
>
> 错拾形成的牙因素
>
> 牙齿的大小、形态、数目、位置、萌出时间及顺序、替牙期的局部障碍等都会影响到拾关系。人类咀嚼器官的退化导致了牙量与骨量的不协调。这种由于牙量和骨量不协调而发生的牙齿位置和萌出方向的改变，会进一步导致拾关系的紊乱。
>
> 错拾形成的肌因素
>
> 正常拾的建立有赖于颌面部诸肌间的动力平衡，牙弓内外、前后、垂直肌肉力量的平衡是建立正常拾关系的基础。这些肌肉形态和功能的异常将影响牙齿的位置、萌出方向和拾关系。唇颊肌和舌体、肌的动力平衡对维持牙弓的形态、宽度有重要作用。唇肌在垂直高度以及在近远中方向的异常，对切牙位置及其倾斜度有影响，也会引起上下牙弓近远中关系的变化。
>
> 错拾形成的骨骼因素
>
> 牙槽骨是全身骨骼系统中变化最活跃的部分，其与牙齿的发育、萌出、乳恒牙的脱落、咀嚼功能和牙齿移动均有关系。牙齿的整齐排列，拾关系的正常建立与颌骨的发育情况紧密相关。颌骨骨骼的发育与人类演化有关，同时还会受到遗传因素和环境因素的影响。所有影响颌骨发育的因素均影响正常拾关系的建立。颌骨的大小、上下颌骨之间的关系、颌骨与颅底间的关系确定了牙齿萌出之前的位置和萌出后牙根的位置。牙弓及牙槽骨的关系应与基骨关系相匹配。上下颌基骨关系不协调，会引起颌骨、牙弓的关系不协调，也会导致错拾畸形的发生。

三、骨性错拾的病因

骨性错拾受遗传方式、胚胎发育缺陷、创伤、功能影响等均起着重要的作用。有关颌骨的特殊遗传综合征或先天缺陷是罕见的，主要因创伤引起的错拾也不多见。大多数中等程度的骨性错拾是遗传因素所致，且骨性错拾与遗传性的颌骨各部比例失调有关。

1. 骨性Ⅱ类错拾畸形

Ⅱ类错拾畸形几乎全部是下颌发育不足引起大部分有下颌后缩的遗传倾向，少数来自生长发育的特殊干扰；功能不调不是唯一因素，但可促进安氏Ⅱ类错拾的形成。较严重的安氏Ⅱ类仍是遗传模式所致，环境因素加重了畸形的程度。

2. 骨性Ⅲ类错拾畸形

Ⅲ类错拾畸形是由于上颌发育不足和下颌发育过度共同造成的，但不绝对是二者兼有。颌位置不正，导致髁突持续偏离关节窝，最终刺激下颌生长。虽然功能变化仅对牙齿产生影响，但由于呼吸功能导致的下颌前移会影响颌骨的大小；下颌前突有明显的种族和家族倾向。

3. 骨性开拾

开拾主要与吮指习惯、口呼吸（慢性鼻炎）及舌的位置有关，这些因素导致下颌及舌位置下降，从而导致后牙过度萌出。面部前后比例和颌骨的垂直向比例都受遗传的影响。总之，无论何种错殆畸形，是一个在发育过程中出现的问题。当生长完成后则基本稳定。成年人的错殆矫治困难，因为对生长起决定作用的生长及变化已经稳定。

综上所述，错殆畸形的因素在分类上是彼此相关，难分主次；在作用上是相互影响、错综交织。只有理解这一点，才能正确制定错殆畸形的预防和治疗措施。

本章小结

错殆畸形是多种因素共同作用的结果。

错殆畸形的病因分为遗传因素和环境因素两大类。遗传因素来源于种族演化和个体发育，而环境因素则与口腔不良习惯、替牙期的局部障碍紧密相关。

习 题

一、单项选择题

1.吮咬下唇习惯最常引起的畸形是（ ）

A.前牙反殆　　　　　　　　　　B.前牙萌出不足、开殆

C.锁殆　　　　　　　　　　　　D.上前牙唇向倾斜、深覆盖

E.深覆殆

2.从正畸学观点看，早期充填乳磨牙邻面龋的主要目的之一是（ ）

A.防止食物嵌塞　　　　　　　　B.恢复咬殆功能

C.防止乳尖牙磨耗不足　　　　　D.保持牙弓长度完整

E.恢复牙体解剖形态

3.常戴用消除颊肌张力过大的矫治器为（ ）

A.上唇挡　　B.下唇挡　　C.前庭盾　　　D.平导　　　　E.斜导

4.人类进化过程中，咀嚼器官的退化减少呈不平衡现象，其顺序应为：（ ）

A.肌肉居先，牙齿次之，颌骨最后　　B.颌骨居先，肌肉次之，牙齿最后

C.肌肉居先，颌骨次之，牙齿最后　　D.牙齿居先，颌骨次之，肌肉最后

E.牙齿居先，肌肉次之，颌骨最后

5.乳牙反殆开始矫治的最佳年龄是（ ）

A.2岁　　　　B.4岁　　　　C.6岁　　　　D.5岁　　　　E.7岁

6.容易引起开殆畸形的不良习惯为（ ）

A.吐舌习惯　　　　　　　　　　B.偏侧咀嚼习惯

C.睡眠习惯　　　　　　　　　　D.咬下唇习惯

E.咬上唇习惯

7.吮指习惯通常在多大年龄自行消失（ ）

A.2～3岁　　　　　　　　　　B.3～4岁

C.4～6岁　　　　　　　　　　D.7～9岁

E.6～7岁

8.吐舌习惯往往会造成多种错𬌗，下述哪种是不太容易发生的（　　　）

A.牙间隙 　　　　　　　　　　　　　　B.深覆𬌗

C.开𬌗 　　　　　　　　　　　　　　　D.上前牙唇倾

E.下前牙唇倾

9.口腔不良习惯不包括（　　　）

A.吮指习惯 　　　　　　　　　　　　　B.异常吞咽习惯

C.舌习惯 　　　　　　　　　　　　　　D.唇习惯

E.咬物习惯

10.丝圈式缺隙保持器（　　　）

A.丝圈应离开牙槽嵴 0.5 ~ 1mm 　　　　B.丝圈应离开牙槽嵴 2 ~ 3mm

C.丝圈应离开牙槽嵴 0.5mm 　　　　　　D.丝圈应离开牙槽嵴 1 ~ 2mm

E.丝圈应离开牙槽嵴 3 ~ 4mm

11.乳尖牙磨耗不足易引起（　　　）

A.上颌前突 　　　　　　　　　　　　　B.上颌后缩

C.前牙反𬌗 　　　　　　　　　　　　　D.下颌后缩

E.双颌前突

12.引起脸面不对称的畸形原因是（　　　）

A.单侧多数后牙反𬌗 　　　　　　　　　B.双侧多数后牙反𬌗

C.前牙反𬌗 　　　　　　　　　　　　　D.单侧个别后牙反𬌗

E.双侧个别后牙反𬌗

13.患者女，21岁，未婚，因其上前牙前突，口唇无法自然闭合，影响面部美观，到口腔科就诊，要求改善面部问题。检查可见，上颌切牙唇向倾斜，一侧磨牙为远中错𬌗关系，另一侧为中性𬌗关系。根据 Angle 错𬌗分类法，该患者属于下述哪种错𬌗畸形（　　　）

A.远中错𬌗 　　　　　　　　　　　　　B.远中错𬌗，第一分类

C.远中错𬌗，第一分类，亚类 　　　　　D.远中错𬌗，第二分类，亚类

E.远中错𬌗，第二分类

14.适用于破除口呼吸、咬唇、吮指等不良习惯的矫治器为（　　　）

A. Frankel 矫治器 　　　　　　　　　　B.头帽口外弓肌激动器

C. Twinblock 矫治器 　　　　　　　　　D.前庭盾

E.平导

15.用于舌向或腭向错位的牙的功能装置是（　　　）

A.双曲舌簧 　　　　　　　　　　　　　B.双曲舌弓

C.扩弓簧 　　　　　　　　　　　　　　D.箭头卡环

E.单臂卡环

16. Angle 错𬌗分类法是以下述哪颗牙为基准的（　　　）

A.上颌第一前磨牙 　　　　　　　　　　B.上颌尖牙

C.上颌第一磨牙 　　　　　　　　　　　D.下颌第一前磨牙

E.下颌第一磨牙

扫码"练一练"

17. 下列不属于个别牙错位的是（　　　）

A. 牙列拥挤

B. 低位牙

C. 腭向错位牙

D. 近中错位牙

E. 个别前牙反𬌗

18. 下列哪项是错𬌗畸形的病因（　　　）

A. 牙列缺失

B. 遗传因素

C. 楔状缺损

D. 四环素牙

E. 氟斑牙

19. 咬上唇习惯形成的错𬌗，出现可能性最小的是（　　　）

A. 牙间隙

B. 前牙开𬌗

C. 近中错𬌗关系

D. 前牙反𬌗

E. 前牙深覆𬌗

20. 何时需要戴用牙齿阻萌器（　　　）

A. 正畸治疗需要压低牙齿者

B. 牙冠萌出不足

C. 牙冠萌出牙根形成不足 1/3 者

D. 牙冠未萌出牙根形成不足 1/3 者

E. 牙冠萌出牙根形成不足 1/2 者

二、思考题

1. 试论述错𬌗畸形的种族演化背景。

2. 请阐述呼吸功能异常对错𬌗畸形有何影响。

3. 口腔不良习惯会造成哪些错𬌗畸形。

4. 乳牙早失的危害是什么。

（张海英）

第四章

错𬌗畸形的分类

各种错𬌗畸形的病因和形成机制多种多样，对错𬌗畸形进行分类有助于了解错𬌗畸形的病因、形成机制、临床表现，从而有助于临床诊断和矫治设计。

 案例分析

【病案】

患者，女，15 岁，因牙齿前突要求矫治。患者左右侧第一磨牙均呈远中关系，上颌切牙唇向倾斜。

【讨论】

该患者属于 Angle 错𬌗分类法第几类？

一、Angle 理想𬌗

19 世纪末，Edward Angle 医生从博物馆内储藏的头骨中寻找到一个具有最理想的咬合关系的头颅，并将其命名为 Old Glory（古老头颅）。这个头颅有以下特点。

1.左右两侧上、下颌骨各有 8 颗牙齿，排列整齐，无拥挤、旋转等情况。

2.上颌牙与下颌牙呈极协调的咬合关系。上颌第一恒磨牙的近中颊尖咬在下颌第一恒磨牙的近中颊沟上。

3.上尖牙咬在下尖牙与第一前磨牙之间。

4. 上颌第一前磨牙咬在下颌第一前磨牙与第二前磨牙之间；上颌第二前磨牙咬在下颌第二前磨牙与第一磨牙之间。

5. 上前牙覆盖下前牙切缘的 1/4 牙冠。

6. 上颌咬合面

（1）左右中切牙唇面整齐且呈轻微弧形。

（2）左右侧切牙唇面与中切牙的唇面比较稍向腭侧，在近中有一个内收弯。

（3）尖牙明显突出，故尖牙近中有一外展弯。

（4）第一、二前磨牙颊面整齐，在一直线上。

（5）第一磨牙颊面较突出，故在其与第二前磨牙中间有一外展弯。

7. 下颌咬合面

（1）左右 4 颗切牙整齐呈轻微弧形。

（2）尖牙向唇侧突出，与侧切牙之间有一外展弯。

（3）第一磨牙颊面较突出，故在其与第二前磨牙中间有一外展弯。

Angle 医生命名的这个具有最理想咬合关系的古老头颅，现今仍收藏在美国矫正学会的图书馆中。Angle 医生所找到的这个理想咬合不仅是他治疗的目标，而且是口腔修复学排列义齿的仿效标准。

由于有"理想的咬合"作标准，Angle 医生认为一个正常的协调的咬合应该如下。

1. 每一颗恒牙均与左右邻牙保持理想的关系。有拥挤的，应当排除拥挤；旋转的应当扭正排齐。

2. 上颌牙应当与下颌牙保持理想的咬合关系。

3. 保存全口 32 颗恒牙。

因此 Angle 医生主张将牙弓扩张，而获得足够空隙用来排除拥挤和排齐旋转的牙。

扫码"学一学"

二、Angle 错殆分类法

1899 年，现代口腔正畸学的创始人 Edward H. Angle 提出了 Angle 错殆分类法，该分类法是目前应用最为广泛的一种错殆畸形的分类方法。Angle 认为上颌骨固定于头颅上，其位置是相对恒定的，错殆畸形都是由下颌或下牙弓近远中方向的错位引起的。因此，他以上颌第一恒磨牙作为基准，将错殆畸形分为中性错殆、远中错殆与近中错殆三类。

考点提示 Angle 错殆分类法以哪颗牙作为基准？

（一）Angle 第一类错殆——中性错殆

上下颌骨及牙弓的近、远中关系正常，当正中殆位时，上颌第一恒磨牙的近中颊尖咬在下颌第一恒磨牙的近中颊沟处，即磨牙为中性关系。若全口牙齿排列整齐无错位则称为正常殆。若磨牙为中性关系而牙列中存在错位牙者，则称为第一类错殆或中性错殆（class Ⅰ，neutroclusion）。

第一类错殆可表现为前牙拥挤、前牙反殆、上牙弓前突、双牙弓前突、前牙深覆殆及后牙颊、舌向错位等（图 4-1、图 4-2）。

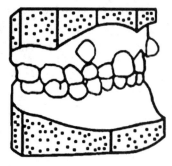
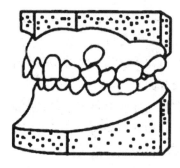

图 4-1　第一类错殆（右侧观）　　　图 4-2　第一类错殆（左侧观）

（二）Angle 第二类错殆——远中错殆（class Ⅱ，distoclusion）

上下颌骨及牙弓的近、远中关系不调，下颌及下牙弓处于远中位置。若下颌后退 1/4 个磨牙或半个前磨牙的距离，即上下第一恒磨牙的近中颊尖相对时，称为轻度远中错殆或开始远中错殆。若下颌后退至上颌第一恒磨牙的近中颊尖咬合于下颌第一恒磨牙与第二前磨牙之间，则称为完全远中错殆关系。

第二类，第一分类：磨牙为远中错殆关系，上颌前牙唇向倾斜（图 4-3、图 4-4）。

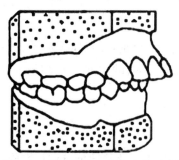
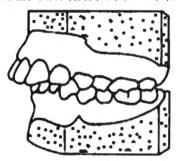

图 4-3　第二类第一分类（右侧观）　　　图 4-4　第二类第一分类（左侧观）

第二类，第一分类，亚类：一侧磨牙为远中错殆关系，另一侧磨牙为中性殆关系，且上颌前牙唇向倾斜。

第二类，第二分类：磨牙为远中错殆关系，上颌前牙舌向倾斜（图 4-5、图 4-6）。

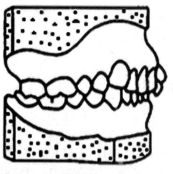
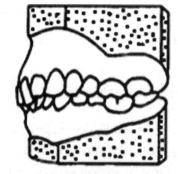

图 4-5　第二类第二分类（右侧观）　　　图 4-6　第二类第二分类（左侧观）

第二类，第二分类，亚类：一侧磨牙为远中错殆关系，另一侧磨牙为中性殆关系，且上颌前牙舌向倾斜。

第二类第一分类的临床症状可能有深覆盖、深覆殆、上唇发育不足和开唇露齿等。第二类第二分类的临床症状可能有内倾型深覆殆。

（三）Angle 第三类错殆——近中错殆（class Ⅲ，mesioclusion）

上下颌骨及牙弓的近、远中关系不调，下颌及下牙弓处于近中位置。若下颌前移 1/4 个磨牙或半个前磨牙的距离，即上颌第一磨牙的近中颊尖与下颌第一恒磨牙的远中颊尖相对，称为轻度近中错殆关系或开始近中错殆。若下颌或下牙弓前移 1/2 个磨牙或 1 个前磨牙的距离，以至于上颌第一恒磨牙的近中颊尖咬在下颌第一磨牙和第二磨牙之间，则称为完全近中错殆（图 4-7、图 4-8）。

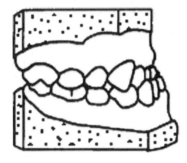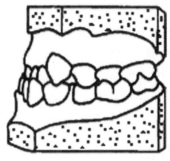

图 4-7　第三类错殆（右侧观）　　　图 4-8　第三类错殆（左侧观）

第三类，亚类：一侧磨牙为近中错殆关系，另一侧磨牙为中性殆关系。

第三类错殆的临床症状可能有前牙对刃、反殆或开殆，上颌后缩或下颌前突等。

Angle 错殆分类法的优点是：简明扼要，便于临床应用，有一定的科学理论基础。缺点是：① Angle 认为上颌第一恒磨牙的位置是恒定不变的，但上颌第一磨牙和其他牙齿一样，其位置并非绝对不变。②该分类法只反映了上下颌骨及牙弓近远中方向的关系，并没有反映出牙、颌、面在长、宽、高三维方向上形成错殆畸形的综合机制。③该分类法忽略了牙量与骨量不调这一形成错殆畸形的重要原因。

考点提示　Angle 错殆分类法；中性错殆、远中错殆、近中错殆的概念；Angle 错殆分类法的优缺点。

三、毛燮均错殆分类法

1959 年，我国毛燮均教授提出了以错殆畸形的主要机制、主要症状、矫治原则三者相结合的分类法。其将错殆畸形分为以下六类。

（一）第一类——牙量骨量不调

1. 第一分类（Ⅰ¹）

主要机制：牙量相对大于骨量。

主要症状：牙齿拥挤错位。

矫治原则：扩大牙弓，推磨牙向后，减径或减数。

2. 第二分类（Ⅰ²）

主要机制：牙量相对小于骨量。

主要症状：有牙间隙。

矫治原则：缩小牙弓或结合修复治疗。

（二）第二类——长度不调

1. 第一分类（Ⅱ¹）——近中错𬌗

主要机制：上颌或上牙弓长度较小，或下颌或下牙弓长度较大，或二者兼有。

主要症状：后牙为近中错𬌗关系，前牙为对刃或反𬌗，颏部可前突。

矫治原则：矫治颌间关系，推下牙弓向后，或牵上牙弓向前，或两者并用。

2. 第二分类（Ⅱ²）——远中错𬌗

主要机制：上颌或上牙弓长度较大，或下颌或下牙弓长度较小，或二者兼有。

主要症状：后牙为远中错𬌗关系，前牙深覆盖，颏部可后缩。

矫治原则：矫治颌间关系，推磨牙向后，或牵下牙弓向前，或两者并用。

3. 第三分类（Ⅱ³）

主要机制：上颌或上牙弓前部长度较小，或下颌或下牙弓前部长度较大，或二者兼有。

主要症状：后牙中性𬌗，前牙反𬌗。

矫治原则：矫治前牙反𬌗。

4. 第四分类（Ⅱ⁴）

主要机制：上颌或上牙弓前部长度较大，或下颌或下牙弓前部长度较小，或二者兼有。

主要症状：后牙中性𬌗，前牙深覆盖。

矫治原则：矫正前牙深覆盖。

5. 第五分类（Ⅱ⁵）

主要机制：上下颌或上下牙弓长度均过大。

主要症状：双颌或双牙弓前突。

矫治原则：减径或减数，减少上下牙弓突度，或推上下牙弓向后。

（三）第三类——宽度不调

1. 第一分类（Ⅲ¹）

主要机制：上颌或上牙弓宽度较大，或下颌或下牙弓宽度较小，或二者兼有。

主要症状：后牙深覆盖或正锁𬌗。

矫治原则：缩小上牙弓宽度，或扩大下牙弓宽度，或两者并用。

2. 第二分类（Ⅲ²）

主要机制：上颌或上牙弓宽度较小，或下颌或下牙弓宽度较大，或二者兼有。

主要症状：上牙弓宽于下牙弓，后牙对𬌗、反𬌗或反锁𬌗。

矫治原则：扩大上牙弓宽度，或缩小下牙弓宽度，或两者并用。

3. 第三分类（Ⅲ³）

主要机制：上下颌或上下牙弓宽度过小。

主要症状：上下牙弓狭窄。

矫治原则：扩大上下牙弓宽度，或采用肌功能训练促进颌骨及牙弓的发育。

（四）第四类——高度不调

1. 第一分类（Ⅳ¹）

主要机制：前牙牙槽过高，或后牙牙槽过低，或二者兼有。

主要症状：前牙深覆𬌗，可能表现有面下 1/3 过低。

矫治原则：压低前牙，或升高后牙，或两者并用。

2. 第二分类（Ⅳ²）

主要机制：前牙牙槽过低，或后牙牙槽过高，或二者兼有。

主要症状：前牙开𬌗，可能表现有面下 1/3 过高。

矫治原则：升高前牙，或压低后牙，或两者并用，或需矫治颌骨畸形。

（五）第五类——个别牙齿错位

主要机制：个别牙齿错位，不代表𬌗、颌、面的发育情况，也没有牙量骨量的不调。

主要症状：一般错位表现有唇颊向、舌腭向、近中、远中、高位、低位、旋转、易位等情况。有时几种情况同时出现，如唇向、低位等。

矫治原则：根据具体错位情况进行矫治。

（六）第六类——特殊类型

凡不能归入前五类的错𬌗畸形统属于此类，可根据具体错𬌗情况进行矫治。

毛燮均教授对此错𬌗分类法的临床应用做了以下补充说明。

1. 临床记录时，错𬌗畸形的类别可用符号书写，如 Ⅰ¹、Ⅱ²、Ⅲ³ 等。

2. 复合机制可用加号表示，如 Ⅰ¹＋Ⅲ²。

3. 在诊断复合类型时，按照严重程度依次排列。

4. 1 个牙齿错位且由于间隙不足引起的，应归入 Ⅰ¹ 类，而不算为 Ⅴ 类。

5. Ⅱ 类及 Ⅲ 类错𬌗有时是单侧的，可用符号└代表左侧，┘代表右侧。

6. 究竟多少个牙齿错位算个别牙错位：对于前牙或后牙段，1～2 个牙齿错位，算是个别牙齿错位。

对毛燮均错𬌗分类法的评价：优点是体现了牙量与骨量不调这一现代人类错𬌗畸形的重要机制，以长、宽、高三个方向的不调为重要分类内容，该分类法包括了错𬌗畸形的主要机制、主要症状、矫治原则三项内容，对正畸临床、教学和科学研究具有指导意义。缺点是条目较多，初学者不易记忆。某些重要的常见错𬌗畸形，如 Angle 第二类第二分类错𬌗、后牙开𬌗等，在该分类法的条目中未被列出。

四、正畸治疗的目标

错𬌗畸形经过治疗应达到的目标是平衡、稳定、健康和美观。

平衡指牙、颌、颅面的形态和功能取得新的平衡和协调：①上下牙弓排列整齐；②上下前牙覆𬌗覆盖正常；③上下牙弓间有正常的𬌗接触关系；④上下牙弓、颌骨、颅面间关系协调。正畸治疗的结果应该是稳定的，不出现复发。稳定的治疗结果取决于错𬌗畸形的诊断、矫治设计、矫治技术的运用及矫治后的保持等。矫治后患者的牙体牙周组织、颞下颌关节等应健康，并获得良好的口颌系统功能。美观也是正畸治疗的重要目标，能否通过正畸改善容貌常常是患者最看重的一方面。

═══ **本章小结** ═══

Angle 医生从博物馆内储藏的头骨中寻找到一个具有最理想的咬合关系的头颅，将其定为理想𬌗。

Angle 错𬌗分类法是以上颌第一恒磨牙为基准，将错𬌗畸形分为中性错𬌗、远中错𬌗、近中错𬌗三类。

错𬌗畸形治疗后应达到的目标是平衡、稳定、健康和美观。

习 题

一、单项选择题

1. 错𬌗畸形矫治的目标及标准不包括下列哪一项（　　　）

A. 个别正常𬌗
B. 理想正常𬌗
C. 平衡
D. 稳定
E. 美观

2. 完全近中𬌗是指（　　　）

A. 上颌第一恒磨牙近中颊尖咬合于下颌第一恒磨牙近中颊沟

B. 上颌第一恒磨牙近中颊尖咬合于下颌第一恒磨牙近中颊尖

C. 上颌第一恒磨牙近中颊尖咬合于下颌第一恒磨牙远中颊尖

D. 上颌第一恒磨牙近中颊尖咬合于下颌第一、第二恒磨牙之间

E. 上颌第一恒磨牙远中颊尖咬合于上颌第一恒磨牙近中颊沟

3. 不属于第三类错𬌗可能有的表现是（　　　）

A. 前牙对刃
B. 两侧第一恒磨牙均为中性关系
C. 前牙反𬌗或开𬌗
D. 上颌后缩
E. 下颌前突

4. 患者王某，23岁，左侧磨牙为远中错𬌗关系，右侧磨牙为中性𬌗关系，且上颌前牙唇向倾斜，则该患者为（　　　）

A. Angle 第二类，第一分类，亚类
B. Angle 第一类
C. Angle 第二类，第二分类
D. Angle 第二类，第二分类，亚类
E. Angle 第三类

5. 某患者一侧磨牙为近中错𬌗关系，另一侧磨牙为中性𬌗关系，则该患者为（　　　）

A. Angle 第一类
B. Angle 第二类
C. Angle 第三类，亚类
D. Angle 第二类，第一分类
E. Angle 第二类，第二分类

6. 以下哪一项不属于"古老头颅"的特点（　　　）

A. 上尖牙咬在下尖牙与第一前磨牙之间

B. 上颌牙与下颌牙呈极协调的咬合关系

C. 牙齿排列整齐，无拥挤、旋转等情况

D. 左右中切牙唇面整齐且呈轻微弧形

E. 上、下颌共有 28 颗牙齿

7. Angle 错𬌗分类的优点是（　　　）

A. 简明易懂

B. 错𬌗畸形机制全

C. 考虑了𬌗、颌、面、高度和宽度的不调

D. 考虑了牙量、骨量不调的问题

E. 此分类法对正畸临床及科学研究有一定的指导意义

扫码"练一练"

8. Angle 错殆分类法以下述哪颗牙作为基准（ 　　 ）

A. 上颌第一磨牙　　　　　　　　　　　　B. 下颌第一磨牙

C. 上颌尖牙　　　　　　　　　　　　　　D. 下颌尖牙

E. 上颌中切牙

9. 磨牙关系近中的前牙反殆在安氏分类中称为（ 　　 ）

A. 安氏Ⅲ类错殆　　　　　　　　　　　　B. 安氏Ⅱ类错殆

C. 安氏Ⅰ类错殆　　　　　　　　　　　　D. 骨骼Ⅰ型

E. 骨骼Ⅲ型

10. 安氏错殆分类法的提出是在（ 　　 ）

A. 1890 年　　　B. 1899 年　　　C. 1928 年　　　D. 1907 年　　　E. 1901 年

二、思考题

Angle 错殆分类法将错殆畸形分成哪几类？每一类的特点和临床表现是什么？

（邵元春）

第五章

错𬌗畸形的检查诊断

学习目标

知识目标

1. **掌握** 口腔一般检查及记录。
2. **熟悉** 常用的模型分析方法。
3. **了解** 常用 X 线检查项目。

技能目标

能够对一般的错𬌗畸形作出初步诊断。

人文目标

在检查诊断时能够取得患者的配合，按要求完成检查诊断。

 案例分析

【病案】

患者，女，13 岁，因牙齿不齐要求矫治。患者双侧磨牙中性关系，前牙拥挤。

【讨论】

该患者在矫治前还应该进行哪些项目检查？

一、一般检查

（一）患者基本情况

姓名、性别、出生年月日，民族、出生地或生长地、职业（成人）、联系方式等。

（二）病史采集

1. 主诉

患者就诊的主要目的。

2. 病史

（1）全身病史 与错𬌗形成及发展有关的全身性疾病史，如某些慢性疾病、佝偻病、内分泌功能异常、营养不良等。

（2）口腔科病史

①牙替换情况 乳牙期与替牙期的局部障碍，如乳牙早失，乳牙滞留、恒牙早失、恒牙早萌等。

扫码"看一看"

②口腔习惯 曾经有过及现有的口腔不良习惯，如咬指、咬唇、舔舌习惯等。

③食物结构 日常饮食的粗细、软硬情况。

④牙齿矫治史 是否接受过正畸治疗。

（3）错𬌗家族史 父母及直旁系亲属的错𬌗情况，了解可能存在的遗传因素。

3. 心理评估

近年来，对错𬌗患者的心理评估及心理咨询诱导已经成为正畸检查诊断及临床治疗的一个重要环节。

扫码"学一学"

（1）患者对自身错𬌗的主体理解 因错𬌗影响颜面部的美观从而给患者日常社交造成一定的影响，给患者心理带来不同程度的负面情绪。调查显示，很多儿童因错𬌗问题成为周围伙伴嘲笑的对象；大部分错𬌗儿童不敢在公开场合开口大笑或照相时表情拘束；许多成年错𬌗患者在工作场所及社交场合与人交谈时存在某种程度心理障碍。正畸临床医师在检查诊断时对患者的这些心理状况应该有预判，在治疗过程中注意调整患者的心理状态。

（2）患者矫治的动机

①内因 患者感觉到错𬌗引起的颜面部美观缺陷及口腔功能障碍对自己产生的负面影响，因而萌发矫治愿望，这种患者一般能较好配合治疗。

②外因 患者没有意识到错𬌗对自己有什么影响，而是周围的人建议患者进行矫治。此类患者往往与医师合作不佳，但随着矫治进行配合度会逐渐改善。

综上所述，正畸医师要善于引导患者外因向内因转化，以提高患者的配合度。医师在制订治疗计划时要充分考虑患者的配合度，如对于配合程度低的患者开始阶段应循序渐进，取得良好配合后再逐渐采用合作依赖性高的矫治装置。

（三）检查

1. 牙、𬌗、颌面的检查

（1）牙齿

①𬌗的发育阶段 乳牙期、替牙期，恒牙期。

牙齿数目异常，有无乳牙早失、乳牙滞留，恒牙早萌、恒牙早失，萌出顺序紊乱等。观察第二恒磨牙建𬌗情况。

②牙的基本情况 如牙齿形态、大小、颜色、釉质发育状况、龋齿等。

③重要错位

a. 前牙：如个别牙的唇（颊）舌向错位、高低位、扭转、拥挤、反𬌗、开𬌗、前突等。

对牙齿的拥挤程度可作定量评价：牙冠宽度的总和与牙弓现有弧形的长度之差即为拥挤度，一般分为3度。

Ⅰ度拥挤：拥挤度 ≤ 4mm。

Ⅱ度拥挤：4mm < 拥挤度 ≤ 8mm。

Ⅲ度拥挤：拥挤度 > 8mm。

b. 后牙：常见有拥挤、反𬌗、锁𬌗等。后牙颊舌向错位严重，咬合时无𬌗面接触而呈上颌牙舌面与下颌牙颊面接触为正锁𬌗。上𬌗牙颊面与下颌牙舌面接触为反锁𬌗。

（2）牙弓

①矢状向关系

a. 磨牙关系：分为中性𬌗、远中𬌗和近中𬌗，即安氏Ⅰ、Ⅱ、Ⅲ类关系。咬合时上颌第一恒磨牙的近中颊尖与下颌第一恒磨牙的远中颊尖相对，为开始近中𬌗（近中尖对尖）。上颌第一恒磨牙的近中颊尖咬合于下颌第一、第二恒磨牙之间，为完全近中𬌗。咬合时上颌第一恒磨牙的近中颊尖与下颌第一恒磨牙的近中颊尖相对，为开始远中𬌗（远中尖对尖）；上颌第一恒磨牙的远中颊尖咬合于下颌第一磨牙的近中颊沟，为完全远中𬌗。

b.尖牙关系：分为中性关系、近中关系和远中关系。上颌尖牙咬在下颌尖牙和下颌第一前磨牙颊尖之间为中性关系，上颌尖牙咬在下颌尖牙唇面或其近中缘为远中关系，上颌尖牙咬在下颌尖牙远中为近中关系。

c.前牙关系：在矢状方向上表现为上下前牙间的覆盖关系，是指上前牙盖过下前牙的水平距离，即上切牙切缘到下切牙唇面的水平距离。

正常覆盖：上切牙切缘到下切牙唇面的水平距离 ≤ 3mm。

深覆盖：上下前牙切端的前后距离超过 3mm 以上者，称为深覆盖，分为 3 度。

Ⅰ度深覆盖：3mm ＜覆盖≤ 5mm。

Ⅱ度深覆盖：5mm ＜覆盖≤ 8mm。

Ⅲ度深覆盖：覆盖＞ 8mm。

反覆盖：下前牙切端位于上前牙切端的唇侧，常在严重的下颌前突、前牙反𬌗时呈现。

上下前牙突度增加：上下前牙均唇向倾斜，上下唇闭合困难，常见于双颌前突病例。

上前牙内倾：下中切牙或侧切牙向腭侧倾斜，常见于安氏Ⅱ类 2 分类错𬌗。

②横向关系

a.上下牙弓宽度：上下牙弓宽度是否协调，上下后部牙弓有无对𬌗、反𬌗或锁𬌗。

b.上下牙弓中线：上下中切牙之间、上下中切牙与颌面部之间中线是否对齐、协调。

③垂直向关系

a.前牙覆𬌗状况：是指上前牙覆盖下前牙唇面的垂直距离，在垂直方向代表了前牙关系。

正常覆𬌗：上前牙覆盖过下前牙唇面不超过切 1/3 且下前牙切缘咬在上前牙舌面切 1/3 以内者称为正常覆𬌗。

深覆𬌗：上前牙覆盖过下前牙唇面超过切 1/3 或下前牙切缘咬在上前牙舌面切 1/3 以上者称为深覆𬌗，可分为 3 度。

Ⅰ度深覆𬌗：上前牙覆盖下前牙唇面超过切 1/3 而不足 1/2，或下前牙切缘咬在上前牙舌面超过切 1/3 而不足 1/2 者。

Ⅱ度深覆𬌗：上前牙覆盖下前牙唇面超过切 1/2 而不足 2/3，或下前牙切缘咬在上前牙舌面超过切 1/2 而不足 2/3 者。

Ⅲ度深覆𬌗：上前牙覆盖下前牙唇面超过切 2/3，或下前牙切缘咬在下前牙舌面超过颈 1/3 者。

开𬌗：上下前牙切端间无覆𬌗关系，垂直向呈现间隙者为前牙开𬌗。开𬌗分为 3 度。

Ⅰ度开𬌗：0mm ＜开𬌗≤ 3mm。

Ⅱ度开𬌗；3mm ＜开𬌗≤ 5mm。

Ⅲ度开𬌗：开𬌗＞ 5mm。

反覆𬌗：指咬合时下前牙舌面覆盖上前牙牙冠的唇面，常在下颌前突或反𬌗时出现。

考点提示 拥挤度、覆盖、覆𬌗、开𬌗的分度。

b. Spee 曲线：从侧方观察，下颌切牙的切嵴几乎在同一平面上，自尖牙的牙尖向后经前磨牙的颊尖到第一磨牙的远中颊尖逐渐降低，再向后经过第二、第三磨牙颊尖又行上升。连接这些牙齿的切嵴与颊尖构成一条连续的凹向上的纵殆曲线，又称 Spee 曲线。

Spee 曲线平坦或浅：测量下颌 Spee 曲线曲度小于 2mm。

Spee 曲线深：测量下颌 Spee 曲线曲度大于 3mm。

（3）口内其他软硬组织

牙周组织及口腔卫生状况：牙周组织有无龈炎、牙周炎，是否存在牙结石等。

牙槽、基骨及腭盖情况：牙槽突度、基骨丰满度及腭盖高度等。

唇、舌系带：唇系带位置是否过低，舌系带是否过短等。

舌体：大小有无异常，舌黏膜是否健康，舌体两侧有无齿痕等。

缺损：有无唇腭裂及其术后修复情况。

功能：吞咽及发音功能是否正常。

（4）口外及面部形态

① 颌骨

上、下颌形态、大小、位置；有无上颌前突或发育不足，下颌前突或后缩；

下颌平面陡度：下颌骨体下缘向下向前的方向，下颌角的大小。

② 面部

a. 前面观

水平向：面部左右两侧对称情况，颏点是否偏斜，两侧上、下颌骨、肌肉发育是否对称。

垂直向：上、中、下比例是否协调，面中、下 1/3 高度是否正常。

唇部：闭合程度、唇厚度、有无开唇露齿、翻卷、缩短等。

b. 侧面观

面部形态：属于直面型、凹面型及还是凸面型。

唇部形态：上、下唇闭合程度、上唇是否上翘等。

颏唇沟：颏唇沟深浅程度、下颌前伸或后缩程度。

（5）颞下颌关节　由于殆因素是颞下颌关节紊乱病的重要病因之一，因此在对错殆畸形患者进行初诊检查时，必须对颞下颌关节进行检查。检查两侧关节区是否有压痛，关节做开闭口运动时有无弹响以及弹响发生的下颌运动是否受限，髁突滑动是否异常，开口度是否有异常等。

2. 全身情况检查

（1）身高、体重　与身高及体重曲线对照，测定其生长发育态势。

（2）相关疾病　有无全身性疾病及鼻咽部疾病，如鼻炎、扁桃体肥大等。是否有传染性疾病及其治疗情况。

二、模型分析

正畸模型是患者牙、牙弓、基骨、腭穹窿等形态及上下牙殆关系的精确复制。口腔正畸临床上常应用两种模型：记存模型是矫治前、矫治过程中某些阶段及矫治完成后患者牙殆状况的记录，应制作精准，长久保存。工作模型是矫治装置制作及模型测量分析的载体。

（一）模型的用途

1. 记存模型

（1）在治疗过程中作为对照研究。

（2）用于治疗前后的疗效评估。

（3）病例展示的重要组成部分。

（4）司法鉴定时的重要法律依据。

2. 工作模型

（1）用来进行模型测量分析、牙齿排列试验等。

（2）各种活动矫治器、固定矫治装置及保持器的制作。

（二）记存模型的制作与要求

由于记存模型对错𬌗的诊断、治疗和疗效评估有重要作用，因此，要求记存模型准确、清晰，要包括牙、牙弓、基骨、移行皱襞、腭穹窿、唇系带等部分。

扫码"看一看"

1. 取模

（1）托盘选择　大小应适合，要包括牙弓内的全部牙，托盘的边缘应有足够的高度才能获得基骨的正确形态。

（2）材料要求　要选择能精确记录牙𬌗形态的高质量印模材料。

（3）记录咬合关系　如无特殊需要，一般用铅笔在双侧上颌第一磨牙近中颊尖垂直向下画线至下颌牙记录咬合关系，如难以确定则用咬蜡的方法记录。

（4）取模要领　取模动作轻巧熟练，争取患者配合一次取模成功。一般可先取下颌，再取上颌。

2. 灌模

（1）避免气泡　尽量借助抽气式调拌器进行调拌，并在震动器上灌模。

（2）基座要求　模型需要灌注较大较厚的石膏基座，便于以修整器修整整齐，以备选磨。

4. 记存模型的修整

记存模型要求整齐、美观并能准确反映出患者牙𬌗情况，因此模型必须进行修整。由于记存模型制作及修整要求较高，一般都交付专业技工人员加工而成。

（三）模型的测量分析

模型可以弥补临床上口腔检查的不足，在模型上可以多角度观察患者牙𬌗情况，进一步了解牙、牙弓及咬合情况，𬌗关系是否正常等，应在模型上仔细观察并进行测量分析。

1. 拥挤度分析

是对牙列拥挤程度的定量评价。拥挤度的分析必须建立在下列两个指标的测量上。

（1）牙弓应有长度　即牙弓内各牙齿牙冠宽度（图5-1）总和。恒牙列期牙冠宽度可用分规或游标卡尺测量每个牙冠的最大径。由于多数错位牙在牙弓的前、中段，因此一般测量下颌第一磨牙前牙弓内各个牙齿牙冠宽度，其总和为牙弓应有长度或必需间隙。如需做全牙弓分析时，可将牙弓分为三段，下颌前牙为前段，下颌前磨牙与第一磨牙为中段，下颌第二、第三磨牙为后段，测量全部牙的牙冠宽度，其总和为全牙弓应有长度或称全牙弓的必需间隙。同法可测上颌。

（2）牙弓现有长度　即牙弓整体弧形长度（图5-2）。应用直径0.5mm的黄铜丝一根，一般从下颌第一磨牙近中接触点沿下颌前磨牙颊尖、下尖牙牙尖经过正常排列的下切牙切缘到对侧下颌第一磨牙近中接触点。如全部下切牙均向唇侧或舌侧倾斜时，应沿下切牙牙嵴顶进行测量，使黄铜丝呈一根弧线，再将铜丝拉直后测量其长度，一般可测量3次后求平均值，即为下牙弓现有弧形长度或称可用间隙。同法可测上颌。

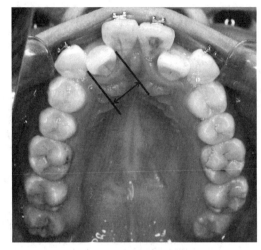

图5-1　牙齿牙冠宽度

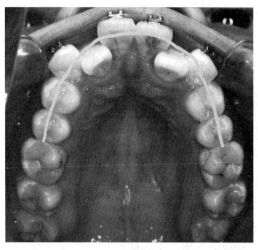

图5-2　牙弓整体弧形长度

如需做整个牙弓弧形长度测量时，应测至下颌第三磨牙的远中面，但有时第二、第三磨牙尚未萌出，因此，牙弓后段的可利用间隙应包括目前的可用间隙加估计的增量或称预测值，估计的增量为每年3mm（每侧1.5mm），直至女性14岁、男性16岁。因此，用14或16减去患者的年龄，结果乘以3，可得到患者增量的个体估计值。目前可用间隙是在X线头影侧位片上测量第一恒磨牙远中面到下颌升支前缘垂直于殆平面直线间的距离求得。目前可用间隙与估计增量值或预测值相加则得出牙弓后段的可用间隙量，加下牙弓前、中段的可用间隙则为全牙弓的可用间隙量，即全牙现有长度。

（3）牙弓拥挤程度分析　牙弓应有长度与牙弓现有长度之差或必需间隙与可用间隙之差，即牙弓拥挤度。

2. 替牙期拥挤度预测

对于替牙期牙弓，因恒牙尚未全部萌出，所以需借助X线牙片或其他方法对未来恒牙期拥挤度作出预测。

（1）牙弓应有长度预测

①牙片预测法：混合牙列期，恒牙部分萌出，可在X线牙片上测量牙冠宽度后再利用以下公式计算出未萌牙的真实宽度。

$$X = \frac{Y \cdot X'}{Y'}$$

式中，X为预测恒牙宽度；X'为X线牙片上未萌恒牙宽度；Y为模型上乳磨牙的宽度，Y'为X线牙片上乳磨牙宽度。如果牙的位置旋转、形态异常，用此法预测结果则不准确，此时可参考对侧已萌出的同名牙的宽度进行测量或用Moyers预测法求得尖牙与前磨牙的宽度。

②Moyers预测法　1958年，Moyers报道，天然牙列中一些牙之间的牙冠宽度存在明显相关性。他提出用下颌恒切牙的牙冠宽度总和来预测替牙列期未萌出的上下颌尖牙与前磨牙牙冠宽度的方法。

③Tenaka-Johnston预测法　Tanaka与Johnston提出用下颌切牙的牙冠总宽度直接预测

51

尖牙与前磨牙牙冠总宽度的方法，其公式如下。

$$\frac{\text{下颌切牙牙冠宽度总和（mm）}}{2} + 0.5 = \text{下颌单侧尖牙、前磨牙牙冠宽度总和（mm）}$$

$$\frac{\text{下颌切牙牙冠宽度总和（mm）}}{2} + 11.0 = \text{上颌单侧尖牙、前磨牙牙冠宽度总和（mm）}$$

此预测法准确度较高，不需借助牙片或表格查对。

（2）牙弓现有长度预测　牙弓现有长度如前述，用直径 0.5mm 的黄铜丝测量下颌第一恒磨牙前的现有牙弓弧形长度。进行替牙列期的间隙分析时应参考第一磨牙的𬌗关系，如上下第一磨牙为尖对尖关系则希望下颌第一磨牙向前移，使磨牙的关系调整成中性𬌗关系。此时应分别测量左、右侧下颌第一磨牙的前移量，并在现有牙弓长度中减去前移量，则为实际的牙弓弧形长度或称可利用间隙，然后再进行间隙分析，得出拥挤量。

在替牙列期还有生长发育潜力。一般在下颌第一磨牙萌出后，牙弓前段的宽度与长度已接近成人，颏部正中缝已骨性联合，不可能再用扩大牙弓前段宽度的方法来增加牙弓长度，而上颌因腭中缝尚未闭合，还有扩大上牙弓的可能。因此诊断时应以下颌为主，否则会导致上下牙弓不协调。

（3）牙齿大小协调性分析　常用 Bolton 指数分析。错𬌗的病例中，常出现由于牙冠宽度的大小不调而不能达到良好的𬌗关系。Bolton 指数是指上下前牙牙冠宽度总和的比例关系与上下牙弓全部牙牙冠宽度总和的比例关系。用 Bolton 指数可以诊断患者上下牙弓中是否有牙冠宽度不协调的问题。方法是测量上下颌牙的宽度，得出下列比例：

$$\text{前牙比} = \frac{\text{下颌 6 个前牙牙冠宽度总和}}{\text{上颌 6 个前牙牙冠宽度总和}} \times 100\%$$

我国居民正常𬌗的 Bolton 指数，前牙比为 78.8% ± 1.72%，全牙比为 91.5% ± 1.51%。根据以上比例可以判断上下牙弓的不调是发生在上颌或下颌，为前牙或全部牙的宽度异常。例如所得患者的前牙比值大于正常值，可能是下前牙牙冠宽度过大或上前牙牙冠宽度过小。如系下前牙过宽则可能出现覆𬌗、覆盖过小或下前牙拥挤。

Bolton 指数分析可协助诊断和分析错𬌗形成的机制，并可作为制订治疗计划时的参考因素之一。但是此法也有不足之处，即没有考虑各牙长轴的倾斜度，如双颌前突患者其比率可能正常但错𬌗确实存在。

3. 牙弓形态测量分析

（1）双侧下颌牙弓矢状𬌗曲线的曲度　将直尺放在下切牙切端与最后一个下磨牙的牙尖上，测量牙齿颊尖连线的最低点至直尺的距离，分别测量左侧和右侧，所得数相加除以 2 再加 0.5mm 即为排平牙弓或改正𬌗曲线所需要间隙。

（2）牙弓对称性测量分析　先在上颌模型上用铅笔沿腭中缝画出中线，用分规测量双侧同名牙至中线间宽度，则可了解牙弓左右侧是否对称，双侧各同名牙前、后向是否在同一平面上，如不在同一平面，则表明一侧牙有前移。此外，也可用对称图或透明坐标板进行测量，先将中线与腭中缝对齐，再用分规测量牙弓左右侧是否对称，左右侧同名牙是否在同一条线上。

（3）牙弓长度测量　以左右侧第二恒磨牙远中接触点间连线为底线，由中切牙近中接触点向底线所作垂线为牙弓总长度。此长度亦可分为三段：切牙近中接触点至尖牙连线垂直距离为牙弓前段长度；尖牙连线至第一磨牙近中接触点连线垂直距离为牙弓中段长度；第一磨牙近中面连线至第二磨牙远中面连线间垂直距离为牙弓后段长度。

（4）牙弓宽度测量　一般测量牙弓三个部位宽度：即牙弓前段宽度（左右侧尖牙牙尖间宽度）；牙弓中段宽度（左右侧第一前磨牙中央窝间宽度）；牙弓后段宽度（左右侧第一磨牙中央窝间宽度）。

4. 牙槽及基骨测量分析

（1）牙槽弓长度和宽度　牙槽弓长度是用特制游标卡尺测量上中切牙唇侧牙槽弓最凸点至第一恒磨牙远中接触点连线垂直距离；牙槽弓宽度是左右侧第一前磨牙牙槽骨最凸点间距离。

（2）基骨弓长度和宽度　基骨弓长度是用一种特制仪器测量中切牙（一般用左侧中切牙）唇侧黏膜移行皱襞处牙槽骨最凹点到第一恒磨牙远中接触点连线垂直距离；基骨弓宽度是测量左右第一前磨牙颊侧移行皱襞处牙槽骨最凹点距离。

5. 诊断性牙排列试验

为了确定某些牙列拥挤病例拔牙时是否有困难可采用诊断性牙排列试验方法协助诊断，预测矫治效果。以上颌为例，步骤如下。

（1）在模型上用铅笔画出中线，并在患者面部正中矢状面核对中线位置，同时画出上、下颌第一磨牙咬合线。

（2）在第一磨牙前各个牙的牙冠唇面用铅笔标出左右侧各牙序号，并在各个牙颈缘上2~3mm处定点，再连成一条直线。

（3）沿各牙颈缘连线水平锯开模型，尽量不损坏牙及基骨，保留部分牙槽骨。

（4）从左右第一磨牙近中垂直锯入，不伤及接触点及牙冠宽度。

（5）将锯下的前段牙列每一个牙仔细分开，适当修整各牙近、远中根部。

（6）将蜡片放置在被锯掉牙的区域，按中线和牙弓的𬌗关系将锯下的其余各牙排列好，可以看出剩余间隙大小，以决定是否拔牙。如需拔除第一前磨牙，应排好左右侧第二前磨牙，再根据余留间隙量确定磨牙应向近中移动的量，对支抗设计有参考作用。

如需调整下牙弓，应根据下牙弓调整后位置酌情排列上牙弓。

6. 计算机辅助模型分析

基于计算机辅助诊断系统进行模型分析已经在正畸临床上体现出其优势。首先，通过扫描在计算机上进行三维重构，即电脑"取模"。然后通过数字化测量，可以大幅提高模型分析的精度与速度，而且患者数字模型便于储存，省去石膏模型所需的储藏空间，同时利于在网上进行远程会诊。通过数字化模型，可以在计算机上完成模拟矫治，并通过CAD/CAM技术制作个体化的矫治器与矫治方案，患者的所有牙𬌗模型、颅面头影测量信息都可以通过数字化文档在互联网上进行存储和传输。

三、X线检查

1. 根尖片

可显示多生牙、缺失牙、阻生牙、牙长轴倾斜、恒牙胚发育以及牙根有无吸收、弯曲、牙根长度粗细、髓腔及牙体、牙周、根尖病变等情况。

2. 全口牙位曲面体层X线片

可全面观察全口牙发育情况及上下颌骨情况（图5-3）。

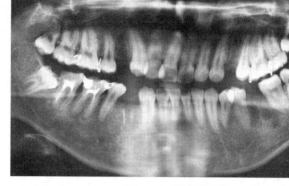

图 5-3　曲面断层片

3. 头颅定位 X 线照相

扫码"看一看"

（1）头颅定位仪　用作头影测量的 X 线头颅像，必须在头颅定位仪的严格定位下拍摄，因为只有在排除了因头位不正而造成的误差后，测量结果才有比较分析的价值。拍侧位片时，头颅定位仪的左右耳塞与 X 线中心线成一直线。每次照相时头位恒定不变，保证所照 X 线片相互间的可比性（图 5-4）。

摄 X 线片时让患者坐在头颅定位仪下的座椅上，调节左右耳塞进入两侧外耳道，眶点指针抵于右侧眶下缘，并让患者上、下牙弓咬于正中𬌗位。

在摄 X 线片时要有较大的投照距离，以减小影像误差，即 X 线球管至胶片距离一般不小于 150cm。物片距离小，X 线影像放大和失真就小。因此在投照时，应尽量使投照物体与胶片盒

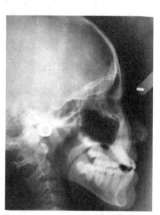

图 5-4　X 线头颅侧位片

紧贴，以减小其放大误差。每次照相时注意使 X 线球管、头位和胶片三者之间距离保持恒定。

因摄 X 线片时，X 线不可能达到完全平行，头部正中矢状面与胶片间存在距离，则必然有放大误差。该误差只对线距起作用，而角度不改变，各片的放大误差率基本一致。放大误差计算公式如下。

$$r=[D/(D-d)-1]\times 100$$

式中，r 为放大误差率；D 为 X 线球管至胶片距离；d 为头部正中矢状面至胶片距离。

摄 X 线片后，可以对 X 线片进行人工测量，即 X 线头影测量或利用计算机软件测量，获得相应数据，便于临床诊断。

（2）锥形束 CT　锥形束计算机体层扫描技术（CBCT）为口腔颌面部提供高分辨率的三维影像信息，所获的三维图像准确度要优于传统二维影像（图 5-5）。在正畸领域，CBCT 主要用于确定牙齿位置、观察牙根形态及牙槽骨壁厚度、研究牙根与骨壁间的关系、测量解剖标志点间距离及角度、评价软组织结构形态等（图 5-6）。

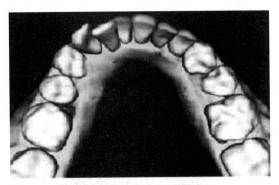
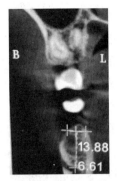

图 5-5　CBCT 三维重建　　　　　图 5-6　CBCT 影像

四、面部及牙𬌗照相

口腔正畸治疗会导致牙、𬌗、面软硬组织形态及位置的变化。因此，用照相的形式来直观记录矫治前、中、后各个阶段面部及牙𬌗状态是正畸检查诊断中的重要一环。其意义主要有：矫治前照片可辅助诊断及治疗方案的制订；矫治中照片可反映阶段性结果，如双期治疗中的功能性矫治结果；矫治后（包括保持后）照片显示最终治疗结果，与矫治前照片比较可直观反映出治疗前后的变化；矫治前、中、后完整的照片记录是病例展示或病例报告最重要材料之一。

常见面𬌗像形式如下。

1. 口外像

（1）正面像　显示正面自然及微笑状态（图 5-7、图 5-8）。

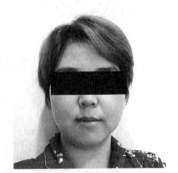
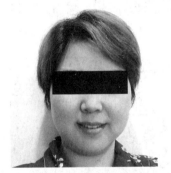

图 5-7　正面像　　　　　　　　图 5-8　正面微笑像

（2）侧位像　显示侧面形态，包括鼻唇沟、颊唇沟结构、上下唇闭合状态等（图 5-9）。

（3）3/4 侧位像　面部转向 45° 位置，介于正、侧位之间（图 5-10）。

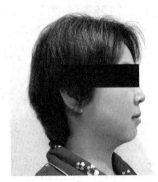
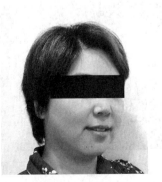

图 5-9　正侧位像　　　　　　　图 5-10　45° 侧位像

扫码"看一看"

2.口内像

（1）上、下咬合面像　分别显示上、下牙弓形态及拥挤状况（图5-11、图5-12）。

（2）正𬌗像　显示常态咬合状态时的前牙区及其拥挤状况（图5-13）。

（3）侧𬌗像　显示常态咬合状时的颊侧牙区，反映尖牙磨牙前后向关系以及前牙的覆𬌗覆盖关系（图5-14、图5-15）。

（4）前牙覆盖像　显示前牙覆盖情况（图5-16）。

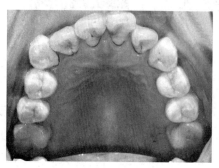

图5-11　上颌咬合面像

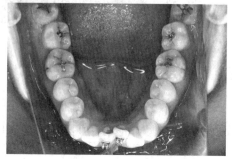

图5-12　下颌咬合面像

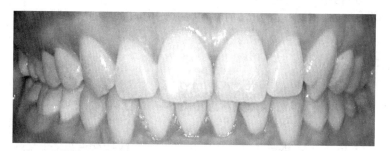

图5-13　正面像

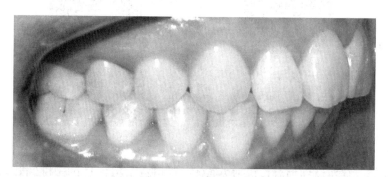

图5-14　右侧咬合像

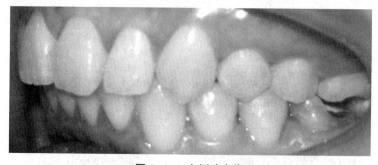

图5-15　左侧咬合像

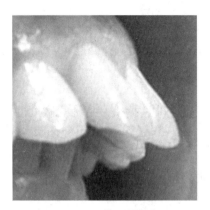

图 5-16 前牙覆盖像

综上所述，正畸的检查诊断是要通过一般检查和模型、影像的结果分析，综合考虑年龄、性别、健康状态等各种因素，才可以为患者制定适合的矫治计划和做出适当的预后估计。

 知识链接

专业照相小技巧

口腔照相现多采用单反相机，相机配有微距镜头及环形闪光灯，另外需要口腔拉钩及反光镜等，才能完成口腔颌面部照相及口内照相。在使用专业相机进行摄影时，常需调整相机设置参数，如 ISO，即感光度，数值越大，对光敏感程度越高，口腔摄影常用 ISO 数值为 200，光线暗时可适当调高。

其他参数参考设置如下。

肖像拍摄：比例 1∶8～1∶12；光圈 F5.6，快门速度 1/60，闪光灯强度 M。

口内拍摄：比例 1∶2～1∶3；光圈 F22，快门速度 1/125，闪光灯强度 M/4。根据牙弓大小不同，拍摄比例可以适当调整。

颊侧拍摄：比例 1∶2～1∶2.4；光圈 F27～F32，快门速度 1/125，闪光灯强度 M/4。

前牙覆盖拍摄：比例 1∶1；光圈 F27～F32，快门速度 1/125，闪光灯强度 M/4。

在实际工作中，还需根据相机性能及环境进行调整，不断练习，才能拍出满意的照片。

本 章 小 结

本章主要讲述口腔一般检查的方法、模型分析的操作步骤及常用 X 线检查内容，基本阐述了正畸治疗前的必须检查步骤，只有高质量的检查才能为矫治计划的确定提供良好的基础。

习 题

一、单项选择题

1. 牙齿拥挤度一般分为三度，Ⅱ度拥挤是指牙冠宽度的总和与牙弓现有弧形的长度之差是（ ）

A. 2 ~ 4mm   B. 4 ~ 8mm

C. 8mm 以上   D. 16mm 以上

E. 以上都不是

2. 在错𬌗畸形的检查诊断中，下列哪项不符合（ ）

A. 无需询问有无全身性疾病及鼻咽部疾病

B. 对牙弓检查时要进行牙拥挤度测定

C. 要检查上下中切牙间的中线关系

D. 询问幼年时有无口腔不良习惯

E. 需要进行牙、颌、面的一般检查

3. 上下前牙切端的前后距离超过 3mm 以上者，称为深覆盖，分为三度，Ⅲ度深覆盖为（ ）

A. 3 ~ 5mm   B. 5 ~ 8mm

C. ＞ 8mm   D. 1 ~ 1.5mm

E. 0 ~ 1mm

4. 矫治前必须有记录患者牙𬌗情况的模型，称之为（ ）

A. 记存模型   B. 石膏模型

C. 上颌模型   D. 初模型

E. 终模型

5. 用来进行模型测量分析的是（ ）

A. 工作模型   B. 石膏模型

C. 记存模型   D. 局部模型

E. 硬石膏模型

6. Ⅱ度开𬌗指的是（ ）

A. 1mm ＜开𬌗≤ 2mm   B. 2mm ＜开𬌗≤ 3mm

C. 3mm ＜开𬌗≤ 5mm   D. 4mm ＜开𬌗≤ 6mm

E. 7mm ＜开𬌗≤ 8mm

7. 正畸口外像不包含（ ）

A. 正面像   B. 正面微笑像

C. 侧面像   D. 45°像

E. 颊侧咬合像

8. 正畸口腔内像不需要下列哪个器械（ ）

A. 拉钩   B. 侧方拉钩

C. 全口托盘   D. 相机

E. 反光板

扫码"练一练"

9. 正畸口外像包含（　　　）

A. 正中咬合像 　　　　　　　B. 侧方咬合像

C. 覆盖像 　　　　　　　　　D. 上颌咬合面像

E. 45°像

10. 上颌第一恒磨牙的近中颊尖咬合于下颌第一、第二恒磨牙之间为（　　　）

A. 中性𬌗 　　　　　　　　　B. 远中𬌗

C. 近中𬌗 　　　　　　　　　D. 完全远中𬌗

E. 完全近中𬌗

二、思考题

在错𬌗畸形的诊断中，面部及牙𬌗照相的临床作用有哪些？

（王　旭）

第六章

正畸治疗的生物学与生物力学原理

第一节　正畸生物力学的基本知识

学习目标

知识目标

1.**掌握**　口腔生物力学的基本概念，如力矩、力偶、阻抗中心、旋转中心等；各种正畸矫治力的来源及其分类；常见牙齿移动类型及其组织变化特征。

2.**熟悉**　颌骨矫形治疗的生物力学；正畸治疗的生物学基础及组织变化。

3.**了解**　金属丝的机械特性；矫治器及附件产生作用力的特点。

技能目标

依据生物力学原理指导矫治器的加力设计。能与患者进行沟通让其了解矫治过程中牙齿移动的原因，提高患者配合度。

人文目标

以最适矫治力进行矫治，避免医源性损伤。

扫码"看一看"

案例分析

【病案】患者，女，36岁，因牙齿不齐要求矫治，6年前左下后牙行根管治疗。在矫治过程中，出现了牙齿无法移动的情况。其矫治前X线片如下所示：

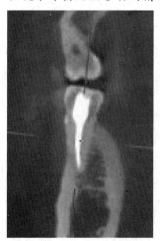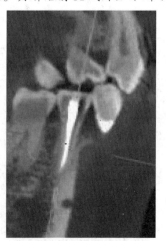

【讨论】

如图，该患者在矫治过程中牙无法移动，为什么？

在矫治过程中牙移动的组织变化有哪些？

扫码"学一学"

口腔正畸临床中，矫治错𬌗畸形的手段主要是通过对牙齿及颌骨施加一定的力，引起牙周组织与颌骨组织改建和重塑。只有适度的力通过矫治器作用于错位牙、牙弓及颌骨，才能获得理想的矫治效果。正畸组织改建主要涉及三个区域：一是牙齿受到一定正畸力后引发的牙周组织改建。二是颌骨受到较重的矫形力后引起颅颌面骨缝区的组织改建，如早期进行上颌骨前方牵引矫治上颌发育不足畸形。三是牵引下颌前移或后退从而引发颞下颌关节区域的组织改建，如使用颏兜牵引下颌后退，矫治下颌前突；使用各类功能性矫治器引导下颌向前矫治下颌后缩畸形等。了解在正畸力和矫形力作用下，上述不同区域组织改建的特征，对全面理解正畸治疗的生物学与生物力学原理非常重要。

一、正畸生物力学基本知识

（一）正畸组织改建中生物力学的内在因素

1. 颌骨与牙槽骨的可塑性

颌骨是人体骨骼中最活跃的部分，在不断地更新和改建，其改建包括骨的吸收和增生，正畸治疗过程中颌骨与牙槽骨的变化主要表现为破骨与成骨动态平衡的生理过程，这种骨改建过程是在牙齿与颌骨受到机械力后发生的骨重塑与改建的生物学变化。

2. 牙骨质的抗压性

在同一正畸施力条件下，往往只有牙槽骨的吸收，却没有或仅有极少量的牙骨质吸收，由于牙根表面总是覆盖着一薄层尚未钙化的类牙骨质，其具有抗压性，保护了深层的牙骨质，是进行正畸牙移动的可靠保证。

3. 牙周膜内环境的稳定性

牙齿通过牙周膜与牙槽骨相连接，形成具有正常形态与功能的结构单元。其厚度一般为 0.15 ~ 0.38mm，它的一端插入根面的牙骨质，另一端插入牙槽骨比较致密的骨板，从而使两种钙化组织获得软性连接。牙齿受到正畸力引起牙周膜结构改变、牙槽骨的吸收与新骨形成，而在正畸力去除后，牙周组织可在新的位置上改建重新恢复正常的结构、形态与功能，牙周膜的宽度、牙周膜与牙槽骨以及牙骨质的连接都能恢复正常，从而维持内环境的稳定性。

 知识链接

认识矫治力

不同个体及不同牙齿都有其牙移动的最适生物力。矫治力过小牙齿将无法移动，而若矫治力过大则会破坏牙周组织而引起牙齿移动缓慢或无法移动，所以适合的矫治力是使牙齿快速移动的必要条件。

不同个体对不同大小矫治力的反应不同，处于生长发育高峰期的儿童或青少年，组织改建能力较强，仅需较小的力就可使牙齿发生移动；而对于生长发育已经停止的成人，其组织改建能力较弱，且成人大多伴有牙周病，在矫治过程中同样应该施加轻力。

不同牙齿对不同大小矫治力的反应也不相同，对于牙周膜面积较大或牙根较长较粗壮的牙齿应施以稍大的矫治力，而牙周膜面积较小牙根短而细的牙齿应施加轻力进行矫治。

针对不同的个体不同的牙齿施以其适应的矫治力才能使牙周组织处于活跃的改建状态，缩短治疗疗程，达到满意的治疗结果。

（二）正畸组织改建中生物力学的外在因素

1. 力

力（force）是物体之间的相互作用。力不会凭空产生，一旦有作用力即可产生反作用力，且大小相等，方向相反。力对物体的效应决定于力的三个基本要素，即力的大小、方向和作用点。

2. 力矩和力偶

（1）力矩（moment） 物体转动时力和力臂的乘积为力矩。以正负号区别转动的方向，顺时针方向为负，逆时针方向为正。力臂是杠杆的作用力点与支点间的距离。

（2）力偶（couple） 作用于物体上两个大小相等、方向相反且不在同一直线上的平行的力，这样组成的力系统称为力偶。

（3）力偶矩（moment of a couple） 力与力偶臂的乘积。力偶矩等于其中一个力乘以力偶臂（力偶臂为两个力之间的距离）。

3. 阻抗中心和旋转中心

阻抗中心和旋转中心是两个不同的概念。

（1）阻抗中心 在自由空间中物体的阻抗中心就是它的质心，在重力场中就是重心。当力作用于一物体时，该物体周围约束其运动的阻力称为阻抗中心。

（2）旋转中心 物体在外力作用下形成转动时所围绕的中心称为旋转中心。

考点提示 阻抗中心和旋转中心的定义。

（三）牙齿的阻抗中心和旋转中心

尽管在正畸治疗中牙移动的类型有多种，但从力学角度分析，只有两种最基本的方式：即平移和转动。

这两种移动方式取决于阻抗中心和旋转中心的位置关系。

平移：当外力作用线通过牙齿的阻抗中心时，产生平移，此时旋转中心距阻抗中心位于无穷远处；

转动：当一力偶以阻抗中心为圆心，在对应的

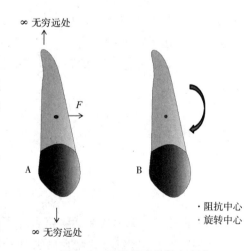

图6-1 牙齿移动的基本方式

A. 平移；B. 转动；F 表示力

等距离处从相反方向作用于牙时，产生转动，此时旋转中心位于阻抗中心处（图6-1）。

任何一物体本身都有其质量中心，也就是重心。一个自由体如果没有其他阻力，其移动取决于外力的作用线与重心的关系。牙齿较为复杂，除了本身的质量外，牙齿通过牙周纤维与牙槽骨相连，因此，牙齿移动时受到上述两种因素的影响。牙根表面不同部位的阻力不是均匀一致的，尤其是不同的牙移动类型，其支持组织的反应也不尽相同。

牙齿的阻抗中心与牙根的几何中心基本上相一致。单根牙阻抗中心位于牙长轴上近牙槽骨嵴端，约为根长的1/3～1/2；多根牙阻抗中心在根分叉向根尖方向1～2mm处，牙齿阻抗中心的位置随牙根长度变化，不受外力作用点和作用形式的影响。计算阻抗中心位置的公式：$Y=3/5h$（h为根长），即单根牙阻抗中心点Y的位置距牙槽骨嵴顶2/5，距根尖3/5处（图6-2）。牙齿的转动中心是指在牙移动过程中相对不动的点，是随矫治力的作用点、作用方式而改变的（图6-3）。

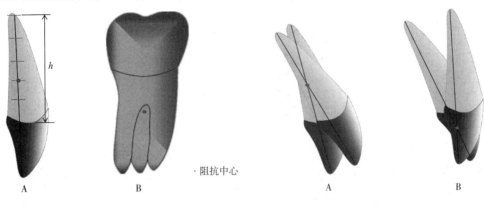

图6-2 牙齿阻抗中心

A. 单根牙；B. 多根牙

图6-3 牙齿的转动方向

转动中心随矫治力的作用点、作用方式改变

A. 转动中心位于牙根上；B. 转动中心位于牙冠上

临床上任何类型的牙移动都可由单纯的平移或单纯的转动组合而成为复合类型的牙齿移动。由于单纯的平移由经过牙的阻抗中心的力（F）产生，单纯的转动由单纯的力偶矩（M）产生，所以经过牙阻抗中心的力加上单纯的力偶距就等于复合型牙移动。由此可见，F和M的变化会影响牙移动的类型。如移动中切牙向远中时，由于其阻抗中心在牙根龈2/5根3/5交界处，在牙冠上加力只能产生倾斜移动。如果需平移，则必须在牙冠再加一反向力偶矩，使中切牙整体向远中移动，力偶矩＝力×力线至阻抗中心的垂直距离。力偶矩与力的比率会引起转动中心的改变，从而决定牙齿的移动方向，即M/F决定牙齿的移动方向。在临床上不能将力直接加在牙齿的阻抗中心，只能加在牙冠托槽上，图6-4A表示托槽槽沟与牙齿阻抗中心的垂直距离为8mm，希望阻抗中心处的力为150g，力矩为零。图6-4B表示在托槽处加150g的力后，在阻抗中心处除了有150g的力外，还产生150g×8mm=1200g·mm的力矩，欲使阻抗中心的力矩等于零，则必须加上一个相反方向的1200g·mm的力矩，这样便可产生牙齿整体移动的效果（图6-4）。

当所加的反方向力矩为1000g·mm时，则阻抗中心尚有200g·mm的力矩，此时牙齿整体移动加转动，牙冠移动大于根尖移动，转动中心位于阻抗中心的根尖一侧（图6-5）。反之，当力矩为1400g·mm时，则阻抗中心处尚有反方向的200g·mm力矩，根尖移动大于牙冠移动，牙产生整体移动及反向转动，转动中心位于阻抗中心的牙冠一侧。因此，转动中心的位置依赖于M/F比率，通过调整该比率可控制牙移动的类型（图6-6）。

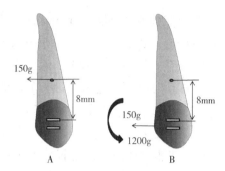

图 6-4　力与力矩合理应用

A. 表示托槽槽沟与牙齿阻抗中心的垂直距离为 8mm，阻抗中心处的力为 150g，力矩为零；

B. 表示在托槽处加 150g 的力后，在阻抗中心处除了有 150g 的力外，还产生 150g×8mm=1200g·mm 的力矩

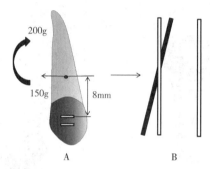

图 6-5　转动中心位于阻抗中心的根尖一侧，牙冠移动大于根尖移动

A. 当反方向的力矩为 1400g·mm 时，则阻抗中心处尚有 200g·mm 的力矩；B. 牙整体移动加转动，牙冠移动大于根尖移动

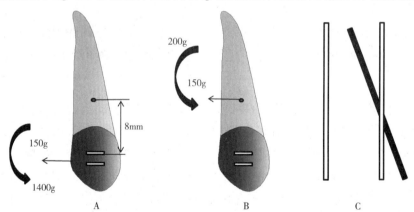

图 6-6　转动中心位于阻抗中心的牙冠一侧，根尖移动大于牙冠移动

A，B. 当反方向的力矩为 1400g·mm 时，阻抗中心处尚有反方向的 200g·mm 力矩；

C. 牙整体移动加反向转动，牙尖移动大于牙冠移动

二、正畸矫治力的种类

（一）正畸矫治力的来源

1. 弹性金属丝

各种富有弹性的金属丝，如不锈钢丝、钛镍丝等制作的各种弹簧、弓丝本身及用弓丝弯制的功能曲，利用其弹力作为矫治力。

2. 橡皮圈

各种不同直径、类型的橡胶弹力圈是常用的矫治力来源。

3. 永磁体

如钕铁硼是一种磁性材料，利用两块磁体之间的磁场相互作用（同极相斥、异极相吸）产生磁力。

4. 肌收缩力

大部分功能性矫治器利用肌收缩力或解除过度的肌收缩力提供矫治力源。

（二）矫治力的分类

1. 以力的强度分类

分为轻度力（约 60 ~ 100g）、中度力（约 100 ~ 300g）和重度力（大于 300g）。

2. 以力的作用时间分类

分为间歇力（指对错位牙间断产生作用的矫治力，如活动矫治器副簧加力）和持续力（指对错位牙持续产生作用的矫治力，如固定矫治器弹性弓丝加力）。

3. 以力的产生方式分类

分为机械力（弹性弓丝、橡皮圈等产生）、肌力（翼外肌、咬肌、舌肌等产生）、磁力（磁性材料产生）。

4. 以力的来源部位分类

（1）颌间力　上下颌之间的牙或牙弓相互牵引产生的作用力和反作用力，分为Ⅱ类、Ⅲ类颌间牵引和垂直颌间牵引。

（2）颌外力　以颈部和额、颏、颅骨等作为抗基，将力作用于牙、牙弓或颌骨，使牙、牙弓与颌骨发生移位或改建

（3）颌内力　同一牙弓内的牙齿相互牵引产生的作用力和反作用力。

5. 以力的作用效果分类

（1）正畸力（orthodontic force）　力值较小，作用范围小，通过牙齿在生理范围内的移动以矫治错𬌗畸形。该力主要表现为牙和牙弓的改变以及少量基骨的改变，对颅、颌骨形态的改变作用不明显。活动与固定矫治器产生的矫治力多为正畸力。

（2）矫形力（orthopedic force）　力值较大，作用范围大，主要作用在颅骨、颌骨上，能使整体面部形态改变，打开骨缝，对颜面形态改变作用大，如儿童早期使用前方牵引器、头帽、颏兜等，能对上下骨的生长发育产生影响，同时也可改变面部形态。使用扩弓螺旋器快速打开腭中缝的矫治力也属矫形力。

（三）金属丝的机械特性

1. 金属丝的基本性能

临床应用的正畸合金丝应具有以下特性：①有一定的抗唾液腐蚀能力；②有一定的弹性，在一定载荷条件下，具有恢复初始形态的特性；③有足够的抗折性，防止受到一定载荷而折断；④能进行机械加工制作，弯制成一定形状的功能弯曲；⑤容易焊接金属材料矫治附件。

2. 弹性极限

弹性极限指可施加于金属丝上不产生永久形变的最大应力，即最大弹性载荷 P_{max}。对金属丝施加一定力值后，可产生一定程度的弯曲，即弓丝的应力与应变（图6-7），或金属丝的挠曲。根据材料力学原理，载荷与挠曲呈线性关系，这一比例关系称为胡克定律，当载荷与挠曲不再成比例关系时，即达到 P_{max}，此后材料产生永久形变，不能再恢复原状。当载荷达到极限载荷 P_{ult} 时，弹性材料将发生断裂（图6-8）。

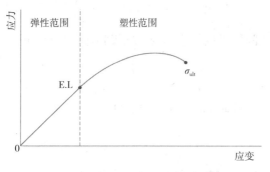

图6-7 弓丝的应力与应变

E.L= 弹性极限；σ_{ult}= 抗张强度

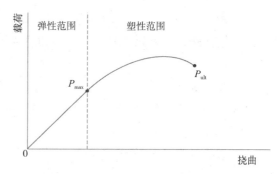

图6-8 弓丝的载荷与挠曲

P_{max} 表示最大弹性载荷；P_{ult} 表示断裂前最大载荷

对于特定的合金丝来说，有很多因素决定着其最大弹性载荷。如金属丝的粗细，细丝相对于粗丝具有较高的弹性极限。金属丝的截面形状，圆丝较方丝具有较高的弹性。金属丝的材质，镍钛合金丝较不锈钢丝具有较高的弹性。这些因素对金属丝弹性极限的影响在正畸临床应用中得到体现和应用。

（四）矫治器及附件产生作用力的特点

1. 正畸弓丝与弹簧

弹簧由不锈钢丝弯制而成，通过钢丝的弹性形变而释放或储存能量。由于弓丝直径粗细不同，其时间力值变化的曲线也有很大的不同。粗弓丝加力后初始力值很大，但力值衰减很快，后期作用力变化平缓，力值很小；细弓丝弯曲形变所用的力量小，初始释放矫治力也较轻，但持续时间较长，力值改变很小，牙移动的效率较高。

2. 弹性橡皮圈

形变范围较大，力量柔和而持续，用于颌内或颌间牵引。因口内环境（湿度和温度）的影响，力值衰减也很明显（橡皮圈在口内3h的弹力衰减可达到40%），需要及时更换。

3. 平面与斜面导板

通过增加口周肌张力产生矫治作用。肌张力通过肌神经反射进行调节。当作用力过大时，通过存在于牙周膜内的压力感受器自我保护机制使肌张力降低，张力过低时又会使肌收缩，以增加肌张力。

4. 永磁体磁力矫治器

通过磁性材料产生的磁场力对错位牙产生矫治作用，利用同极相斥、异极相吸的原理，使牙齿移动。作用力大小与磁极间距离的平方成反比，所以初始矫治力较大，随牙齿移动力值衰减较快。

（五）颌骨矫形治疗的生物力学

对于生长发育期骨性畸形的儿童，可以用矫形治疗来促进或抑制颌骨的生长，对于上下颌骨发育不足或发育过度的患者，也可以通过矫形力达到矫治颌骨畸形的目的。

1. 上颌骨的矫形治疗

在上颌骨矫形治疗中，因矫形力的部位和方向不同，使其产生水平向前或向后移动的同时可产生垂直向上或向下的移动。颌骨移动的方向取决于牵引力的作用线和阻抗中心的位置。当矫治力作用线穿过骨块阻抗中心时骨发生平移，当力线不通过阻抗中心时骨块将发生平移和转动的复合运动。这一特征与牙齿阻抗中心和作用力线的关系相似。

2. 上颌骨与上颌牙弓阻抗中心的位置

上颌骨阻抗中心的位置在正中矢状面上，其高度在梨状孔下缘，前后位置在第二前磨牙和第一磨牙之间；上颌牙弓的阻抗中心位置也在正中矢状面上，但其前后位置在第二前磨牙处，高度约在前磨牙的牙根尖。了解上颌骨和上牙弓阻抗中心的确切位置后，就可根据畸形形成机制施以矫形力。

3. 颌骨牵引力线与上颌骨和上牙弓两者阻抗中心位置的关系

有 3 种，采用与平面呈向下 20°~30° 的牵引，沿此方向牵引时，牵引力线就可以通过两者的阻抗中心，上颌骨与上牙弓将沿牵引力方向平移（图 6-9）。

4. 上颌骨和上牙弓发生同向的顺时针（或逆时针）旋转时，则牵引力线需经过两者阻抗中心的同侧；如临床上用于反𬌗伴有开𬌗倾向的患者，采用与平面呈向下大于 30° 的牵引，使上颌骨顺时针旋转。

5. 上牙弓和上颌骨发生相对旋转时，矫形力牵引线经过上颌骨和上牙弓阻抗中心之间；如临床用于上颌前牵引治疗反𬌗伴有深覆𬌗的患者，采用与𬌗平面平行的牵引，使上颌骨逆时针旋转。

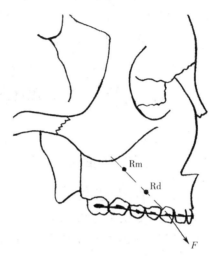

图 6-9　矫治力牵引线同时通过上颌骨与上牙弓阻抗中心

Rm 表示上颌骨阻抗中心；

Rd 表示上牙弓阻抗中心；F 表示力

6. 矫形力大小与方向

（1）牵引力大小　要促进或抑制骨的生长需用矫形力，一般为每侧 500~1000g。分裂骨缝的力要比促进或抑制骨生长的力更大，如分裂中缝的力，对于儿童需要大约 1000g，青年需要大约 2000g。

（2）牵引时间　患者每天戴前方牵引面具 12~16h，可产生良好的骨骼效应，当牵引少于 10h，其骨矫形效应较差。

（3）牵引力作用部位和方向　上颌前方前牵引时（在上颌尖牙处牵引），对有开𬌗倾向者应采用与平面呈前下 30° 的牵引力；而对前牙反覆𬌗深者，应采用与平面平行或向上的牵引方向。

7. 下颌骨的矫形治疗

下颌骨由颞下颌关节与颞骨相连，是构成颌面部主要骨骼之一。安氏Ⅱ类、Ⅲ类错𬌗以及偏颌畸形的形成，均与下颌骨发育异常有关。因此，下颌骨的矫形治疗也是儿童生长发育期骨性畸形矫治的主要手段之一。

8. 促进下颌骨生长

使用肌激动器使下颌持续前伸，可加速其生长。下颌主要的前伸肌为翼外肌，下颌被翼外肌主动拉向前，因而翼外肌的作用是刺激下颌生长的关键因素。此外，还可用功能性矫治器将下颌导向前，矫治力分布于上下颌牙齿上，使下前牙前移，上前牙后移，可限制上颌骨的生长。使用矫治器的功能调位作用使髁突前移，使下颌前移建立正常咬合关系，同时髁突及关节进行相应改建，以适应新的下颌位置。

9. 限制下颌骨生长

尽管有时可能需要通过使用外力限制下颌的生长，但临床效果常常并不理想，这是因为下颌的生长控制机制不同于上颌骨，它是以颞下颌关节与其邻近骨骼相连接。此外，髁突表面是软骨结构，其应力骨改建能力远不如一般骨组织，所以头帽颏兜牵引只是改变了下颌的生长方向，对于下颌呈逆时针旋转生长的反𬌗患者（低角病例），其矫治效果较好，而对于下颌呈顺时针方向生长的反𬌗患者（高角病例），头帽牵引会加重下颌的顺时针旋转，使高角面型更加严重。

第二节 常见的牙齿移动类型与组织变化特征

一、矫治过程中的组织变化特征

（一）牙周组织的反应

1. 牙周膜的变化

温和而持续的矫治力作用于牙齿后，牙周膜一侧受牵拉，另一侧受压迫，牙周膜形态发生改变。在压力侧，牙周膜受挤压而紧缩，牙周间隙变窄，血管受压血流量减少，胶原纤维和基质降解吸收，并分化出破骨细胞，这些变化在加力 48～72h 即可出现。在张力侧，牙周膜纤维拉伸变长，牙周间隙增宽，胶原纤维和基质增生，成纤维细胞增殖，并向成骨细胞分化，牙周膜方向也发生一定的变化。当外力去除后，牙周纤维经过一段时间可重新排列与重新附着，支持牙齿在新的位置上，并恢复正常牙周膜的宽度，如矫治力过大，牙周膜中的微血管可因过度受压而使局部缺血，或血管受挤压引起局部出血导致血栓形成及无细胞区的玻璃样变，当牙周膜内细胞发生坏死后，局部的成骨细胞和骨细胞的分化也就终止，会导致牙齿移动减慢和牙齿松动。

2. 牙槽骨的变化

牙槽骨的反应主要是牙槽骨的改建。在张力侧，牙槽骨的内侧面，成骨细胞功能活跃，有新骨沉积，镜下可见固有牙槽骨表面覆盖一薄层类骨质，紧靠类骨质边缘的牙周膜中排列一层成骨细胞，新生牙槽骨内有穿通纤维埋入称为束骨，在压力侧，牙槽骨的内侧面，即有牙槽骨被吸收，表面出现蚕蚀状吸收陷窝，其陷窝区的牙周膜中常见多核破骨细胞。骨组织的改建可涉及牙槽骨内外骨板，发生相应的增生与吸收，以维持原有牙槽骨的结构和骨量。在松质骨内形成新的骨小梁，其排列与矫治力方向相同，称过渡性骨。矫治力去除以后，这些新生骨将逐渐钙化形成正常骨结构，骨小梁也恢复正常。过渡性骨恢复正常骨结构大约需要半年时间。在这一时期内必须戴保持器，以防止牙齿位移复发。

在适宜的矫治力作用下，压力侧牙槽骨的吸收是在内表面直接发生，也称为直接骨吸收。当矫治力过大时，牙槽骨的吸收不在其内表面直接发生，而在其深部稍远处发生，这种骨吸收形式称为间接骨吸收，吸收的方式呈"潜掘式"，可使牙齿移动速度减慢，并出现牙齿过度松动和疼痛，应尽量避免。

3. 牙龈变化

随着牙齿移动，牙龈也同时出现一定改变。压力侧牙龈受挤压轻微隆起，而相应的张力侧牙龈受牵拉，牙龈上皮组织和固有层结缔组织出现一定的增生与改建。此外，牙齿移动过快时，容易引起牙齿移动前方牙龈增生堆积，引起患者不适感，导致复发，有时根据需要可以实施牙龈环切术以减轻复发。

（二）牙体组织的反应

1. 牙髓组织的变化

当牙齿受到一定的矫治力后，牙根尖部血管受轻压，牙髓组织可发生轻度充血，对温度的变化敏感，有时可出现牙髓活力下降，一般可在矫治完成后恢复，如矫治力过大则可能引发牙髓炎，牙髓变性甚至坏死。正畸治疗中应随时询问患者牙齿疼痛情况，并仔细观察移动牙的颜色，一旦发现有牙齿变色迹象应立即停止加力，同时检查牙髓活力，防止引起牙髓变性坏死。死髓牙如没有根尖周炎，经根管治疗后同样可以进行正畸移动。

2. 牙骨质的变化

正畸力作用于牙齿后，牙周膜与牙槽骨出现应力反应，牙骨质也会受到一定的影响。由于牙骨质的抗压性，其反应不如牙槽骨活跃敏感，适度的正畸力可引起牙槽骨吸收而不导致牙骨质吸收。但实际上牙骨质有时也难免会引起少量吸收，只是由于牙骨质抗压能力较强，所以与牙槽骨相比，其吸收范围小，程度轻（X 线片上难以发现），能较快地由新生牙骨质及时修复。

3. 牙根的变化

正畸治疗中有时会发生牙根吸收，表现为牙根长度变短：一种是进行性吸收，多发生在牙根尖，使牙根变得短而钝；另一种是根特发性吸收，可能是个体自身骨代谢异常所致。

（三）腭中缝的变化

在青春期前腭中缝未形成完全的骨性联合，其间通过结缔组织相连接。在组织切片中发现，猴的腭中缝并非一条规则的分界线，而是两侧骨突交错向对侧延伸，形成相互嵌合的不规则线，是一条潜在的裂隙，由结缔组织所填充。在快速扩弓中发现，随着扩弓的进行，腭中缝处裂缝逐渐扩大，骨质的增生发生在两侧骨的顶端部分。扩弓疗效的实现取决于腭中缝快速打开的程度以及后牙向颊向移动的结果，前者的效应更为重要，青春期以后，腭中缝结缔组织逐渐钙化，至成年后腭中缝完全骨化。此时快速扩弓治疗效果主要是后牙颊向移动的结果。

考点提示　正畸治疗中的组织变化。

（四）影响牙齿移动的因素

1. 矫治力强度和时间

不同强度的矫治力，对组织产生不同程度的影响，矫治力过小时，牙周组织不发生反应。矫治力过大会造成牙周组织损伤，导致牙齿松动，延缓牙齿移动。只有当矫治力大小适宜时，牙周组织才能够处于积极活跃状态，产生类似于生理性移动的效果。在正畸治疗中采用间断加力是非常必要的，因为受力牙齿的牙周组织需要修复，加力越频繁，修复过程就越短，产生牙齿与牙周组织损伤的机会就会增加，保证一定的复诊间隔时间，可以预防和减少牙齿与牙周组织损伤的发生。

临床判断最适合矫治力表现为：无明显自觉疼痛，仅仅有发胀感觉；叩诊无明显疼痛；牙齿松动度不大；牙齿移动效果明显；X线片显示牙根及牙周无异常。

考点提示 临床最适矫治力特征。

2. 机体条件

（1）年龄与生长发育 乳牙期儿童机体生长发育速度快、潜力大，颌骨可塑性强，正畸治疗顺应其生长发育规律，只需施以较轻的矫治力即可在短时间内引起明显的组织改变。在乳牙根已开始吸收，恒牙根尚未完全形成时，施力应多加注意，否则会加速乳牙根吸收，造成乳牙过早脱落。替牙期及恒牙期儿童生长发育潜力仍然很大，组织对外力刺激的反应极为活跃，正畸与颌骨矫形效果均非常明显，是正畸治疗的最佳时期。青春期后期，即第二磨牙完全萌出至第三磨牙萌出期间，牙颌系统生长发育明显减慢，组织反应能力减弱，成年以后生长发育停止，组织反应能力较弱，骨形成能力降低，所以成年期矫治速度不宜过快，否则容易引起牙周组织损伤与牙齿松动。

（2）机体骨代谢与骨改建 骨的生长与代谢直接或间接影响骨与牙槽骨改建，也影响正畸治疗的效果，骨代谢受机体多种激素和维生素等的控制与调节。机体不同时期体内激素代谢水平有所区别。孕期妇女，体内雌激素与孕激素水平发生变化，使骨代谢加快，血液中钙离子水平升高，骨骼中钙丢失增加，所以孕期女性一般不宜进行正畸治疗。对于骨质疏松患者，由于骨转换加快，骨质密度降低，正畸治疗更容易引起牙周组织反应加剧，导致牙齿松动，所以临床加力时应采取轻力和间断加力，保持牙齿与牙周组织健康。

（3）局部牙周组织异常 对于个别牙齿，由于炎症等原因，引起牙根与牙槽骨粘连。牙周膜间隙消失，失去了正常的牙齿－牙周膜－牙槽骨结构，正畸加力时牙周组织无法进行正常改建，牙齿不能移动。临床发现正畸加力后牙齿不移动时，应及时拍摄X线牙片或锥形束CT检查，仔细检查牙周膜间隙的形态，发现有根骨融合现象时应立即停止加力。对于牙周病患者，应仔细检查牙槽骨吸收、牙龈退缩以及牙周炎症情况，牙槽骨吸收过度或处于急性期牙周炎时，正畸加力容易加重牙周组织损伤，甚至导致牙齿脱落。因此需要在牙周炎症得以控制后再开始正畸治疗。

二、常见牙齿移动类型

由于施加矫治力的方式不同，会出现不同类型的牙齿移动。

（一）倾斜移动

倾斜移动（tipping movement）是指牙齿以支点为中心，牙冠和牙根朝相反方向移动。如为单根牙，则其牙周变化呈现2个压力区和2个张力区；双根牙的根周组织出现4个压力区和4个张力区。一侧近牙冠区与对侧根尖区的牙周组织承受相同的矫治力（压力或张力），产生相同的组织变化（图6-10）。

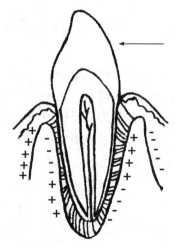

图6-10 牙齿倾斜移动的组织改建压力与张力的分布

+表示张力；－表示压力

如自唇侧对前牙加力时，牙冠向舌侧倾斜，此时唇侧牙周组织的变化上下不同，支点以上（冠方）的牙周膜纤维受到牵拉，牙周膜间隙增宽，新骨形成。支点以下（根方）的牙周膜纤维被压缩，牙周间隙减小，骨吸收；舌侧的变化与之相反，支点以上为吸收区变化，支点以下为增生区变化。相应部位还出现代偿性骨吸收与增生（图 6-11），即在牙槽窝内表面发生改建的同时，牙槽骨外侧也会发生补偿性改建，以保持牙槽骨原有的厚度。一般认为支点的位置位于牙根中 1/3 与根尖 1/3 交界处。倾斜移动的最大压力与张力区是在牙根尖和牙颈部。

（二）整体移动

整体移动（bodily movement）是指牙冠、牙根同时向相同方向等距离移动。此时外力所在的一侧为张力侧，外力所向的另一侧为压力侧，分别发生骨增生与吸收改变。只有使用特定的矫治器才能使牙齿整体移动。整体移动的压力与张力被均匀地分布在牙根两侧的牙周组织。整体移动牙齿所需的力值约大于牙齿倾斜移动所需力值的 2 倍（图 6-12）。

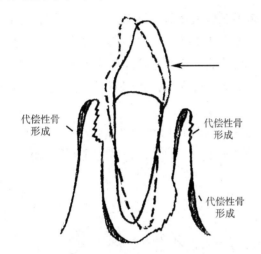 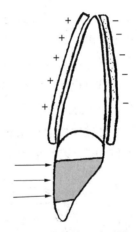

图 6-11 牙齿倾斜移动牙槽骨代偿性骨吸收与增生　　图 6-12 牙齿整体移动时的组织改建

（三）伸长或压低移动

伸长或压低移动（extrusion or intrusion movement）是指将牙齿向外拉出伸长或向下压入移动。牙伸长移动时，牙槽窝底部与周边的牙周膜纤维均受到牵拉，牙槽窝底可形成与牙长轴平行并朝向根尖的骨小梁，牙槽骨向冠方增生，牙齿逐渐向冠方移动。矫治力应较轻柔，否则容易造成牙髓坏死及牙齿脱位。牙齿压低移动时，根尖区牙周纤维受到压力，牙槽窝表面呈较为广泛的骨吸收活动，直至根尖区牙槽骨也被吸收之后，牙齿才得以向窝底压入，受牙槽窝解剖结构的影响，牙齿不易向牙槽窝底压入。当压力过大时，根尖区血管受压，容易造成血液循环障碍而引起牙髓坏死，故牙齿压低移动时更应使用轻力（图 6-13）。

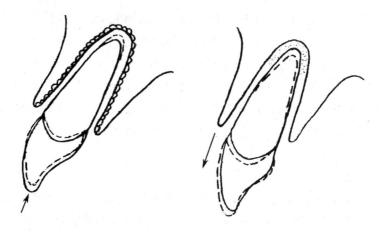

图 6-13　牙齿伸长或压低移动时的组织改建

（四）旋转移动

旋转移动（rotation movement）是指牙齿沿长轴发生旋转移动。旋转移动时牙周膜纤维基本都被牵拉扭绞，牙周纤维之间的毛细血管被严重挤压，血液循环受阻，牙槽骨的增生和吸收均较缓慢，牙齿移动缓慢。旋转移动较其他形式的牙移动更为困难且容易复发，受到牵拉的牙周纤维需要经过较长时间的重新恢复和排列后，才能使牙齿移动并固定在新的位置上。圆形单根牙的扭转较扁形牙根和多根牙容易。扁形牙根的扭转一般会产生 2 个压力区和 2 个张力区，扭正后保持时间较长可用牙龈纤维切断的办法提高疗效及减轻复发。牙齿旋转可通过使用力偶实现，也可在牙冠侧施加一定的力，在另一侧不需移动的部位设计阻挡点（stop），以扭正牙齿（图 6-14）。

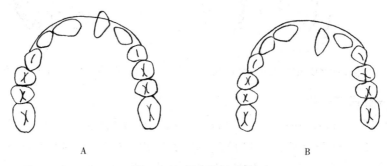

图 6-14　牙齿旋转移动

A. 力偶作用使牙齿旋转；B. 一侧设计阻挡，另侧加力使牙齿旋转

（五）转矩移动

转矩移动（torque movement）是指使牙齿的一部分移动，另一部分限制其移动。通常指"根转矩"，即牙根移动而牙冠很少移动。要实现这种转矩移动，需要在牙冠上使用力偶，即在牙齿两侧施加相反方向的力偶，限制牙冠的移动。如图 6-15 显示，在转矩力作用下根尖区的压力最大，根尖移动较牙齿其他部位更多。牙齿转矩移动时容易发生牙根吸收和牙髓坏死，应特别注意观察。

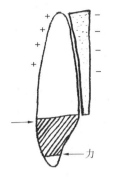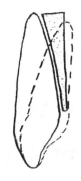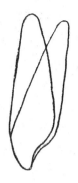

图 6-15　牙齿转矩移动（控根转移）

考点提示 ▶ 倾斜移动、整体移动、转矩移动。

本 章 小 结

　　本章主要介绍了正畸生物力学基本知识、正畸治疗过程中的生物学基础和组织学变化以及常见的几种牙齿移动类型。矫治力分为正畸力和矫形力，分别作用于牙齿和颌骨，从而引起牙齿移动、促进或抑制颌骨生长发育，以达到矫治目的；颌骨的可塑性、牙骨质的抗压性及牙周膜内环境的稳定性是正畸治疗的生物学基础，在正畸力与矫形力作用下，牙周组织、牙体牙髓组织、腭中缝及骨缝等组织将发生相应变化；同时，对牙齿的加载方式不同决定不同的牙齿移动方式，正畸牙齿移动有倾斜移动、整体移动、伸长与压低移动、旋转及转矩移动 5 种类型。正是这些生物学组织改变实现了不同的牙移动，从而达到矫治效果。

习　题

一、单项选择题

1. 下列哪一项决定牙移动的方式（　　　）

A. 力　　　　　　　　　　　　　　　　　B. 力偶矩

C. 力偶矩 × 力　　　　　　　　　　　　　D. 力偶矩 / 力

E. 力偶矩 + 力

2. 当旋转中心在无穷远处时，牙移动类型为下列哪一项（　　　）

A. 单纯转动　　　　　　　　　　　　　　B. 单纯平动

C. 不动　　　　　　　　　　　　　　　　D. 倾斜移动（根尖移动大于冠移动）

E. 倾斜移动（冠移动大于根尖移动）

3. 当旋转中心在阻抗中心时，牙移动类型为下列哪一项（　　　）

A. 单纯转动　　　　　　　　　　　　　　B. 单纯平动

C. 不动　　　　　　　　　　　　　　　　D. 倾斜移动（根尖移动大于冠移动）

E. 倾斜移动（冠移动大于根尖移动）

4. 下述关于多根牙阻抗中心的位置叙述哪一项是正确的（　　　）

A. 在根分叉附近往根尖方向 1 ~ 2mm 处　　B. 在根分叉附近往殆方 1 ~ 2mm 处

C. 在根分叉附近往根尖方向 3 ~ 5mm 处　　D. 在根分叉附近往殆方 3 ~ 5mm 处

E. 以上都不正确

5.关于斜面导板的描述，下列哪一项是正确的（　　　）

A.通过机械力对牙产生矫治作用

B.机械力通过医生进行调节

C.当作用力过大时，不能通过患者自身调节

D.张力过低时会使肌肉收缩，增加肌张力

E.压力不波动较恒定

6.如果要求上颌骨和上牙弓平动而无转动，下列哪一项是正确的（　　　）

A.牵引线斜向下 37° 牵引

B.牵引线斜向上 37° 牵引

C.牵引线需同时经过上颌骨和上牙弓阻抗中心

D.牵引线需经过上颌骨和上牙弓阻抗中心的同侧

E.牵引线需经过上颌骨和上牙弓阻抗中心之间

7.关于颌骨矫形力大小的描述，下列哪一项是正确的（　　　）

A.一般为每侧 250 ~ 500g　　　　　　　　B.一般为每侧 500 ~ 1000g

C.一般为每侧 1000 ~ 1500g　　　　　　　D.一般为每侧 1500 ~ 2000g

E.一般为每侧 2000g 以上

8.一个生长发育高峰前期的儿童，下颌骨发育不足后缩，上颌发育正常，对该患者应采用下列哪种类型的矫治力（　　　）

A.轻度力　　　　　　　　　　　　　　　B.肌能力

C.颌内力　　　　　　　　　　　　　　　D.正畸力

E.机械力

9.正畸力仅加在牙上，却能影响整个牙体牙周组织。外力去除后牙又可在新的位置上恢复正常的形态、结构与功能以及相互关系，原因是（　　　）

A.牙骨质的可塑性　　　　　　　　　　　B.牙周膜的弹性

C.牙周膜内环境的稳定性　　　　　　　　D.牙周膜的完整性

E.牙槽骨的抗压性

10.正畸治疗过程中，以下哪种吸收与矫治力无关（　　　）

A.牙根进行性吸收　　　　　　　　　　　B.牙根特发性吸收

C.牙骨质吸收　　　　　　　　　　　　　D.牙槽骨直接骨吸收

E.牙槽骨潜行性骨吸收

11.从组织反应上看，下述哪种形式的移动最困难且最易复发（　　　）

A.整体移动　　　　　　　　　　　　　　B.倾斜移动

C.伸出或压入移动　　　　　　　　　　　D.旋转移动

E.转矩移动

12.临床上固定矫治器一般间隔多久加力一次为宜（　　　）

A.每天加力　　　　　　　　　　　　　　B.1 周

C.2 ~ 3 周　　　　　　　　　　　　　　D.4 ~ 6 周

E.半年

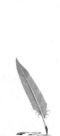
扫码"练一练"

二、多项选择题

1. 对力偶的描述下列哪几项是正确的（　　　）

A. 作用于物体上的两个力　　　　　　　B. 大小相等

C. 方向相反　　　　　　　　　　　　　D. 同一直线上

E. 是平行的

2. 阻抗中心的特点有（　　　）

A. 阻抗中心是物体周围其运动约束阻力的简化中心

B. 阻抗中心是物体在外力的作用下转动时所围绕的点

C. 阻抗中心在自由空间中就是它的质心

D. 阻抗中心在重力场中就是重心

E. 阻抗中心随作用力的变化而变化

3. 牙齿的移动方式包括（　　　）

A. 倾斜移动　　　　　　　　　　　　　B. 整体移动

C. 垂直移动　　　　　　　　　　　　　D. 旋转移动

E. 转矩移动

4. 临床合适的矫治力作用于牙齿时可有以下哪些表征（　　　）

A. 松动度不大

B. 移动的牙位或颌位效果明显

C. 无明显的自觉疼痛，只有发胀感觉

D. 叩诊无明显反应

E. X 线片示矫治牙的根部牙周无异常

5. 关于上颌骨阻抗中心位置的描述，下列哪几项是正确的（　　　）

A. 在正中矢状面上

B. 其高度的梨状孔上缘

C. 其高度的梨状孔下缘

D. 前后位置在第二前磨牙和第一磨牙之间

E. 前后位置在第二磨牙和第一磨牙之间

6. 正畸组织改建的生物力学基础是（　　　）

A. 颌骨与牙槽骨的可塑性　　　　　　　B. 牙骨质的抗压性

C. 牙周膜内环境的稳定性　　　　　　　D. 肌肉张力

E. 牙槽骨内环境的稳定性

三、思考题

矫治力、正畸力和矫形力有哪些差别？

（胡江天　杨树华）

第七章

常用矫治器及原理

第一节　概述

 案例分析

【病案】

患者因牙齿影响美观，要求矫治。患者口内上颌照片如下所示。

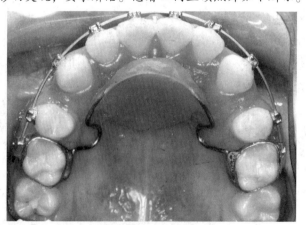

【讨论】

1. 该患者口内矫治器的特殊装置是什么？

2. 这种装置有什么作用？

一、矫治器应具备的基本性能

矫治器通常是一种富有弹性的不锈的金属丝或塑料制品，或两者结合的机械性装置，对患者来说是一种异物，因此戴在口内或颌面部，不得妨碍或少妨碍牙、颌、面的正常生长发育及生理功能。矫治器要求具备下列性能。

1.无毒无害

矫治器对口腔软硬组织及颌面部无损害，不与唾液起化学反应，符合生理要求，不影响牙颌面的正常生长发育和功能。

2.高效简便

结构简单牢固，发挥的弹力好，矫治力的大小和方向便于调节和控制；应具有稳固的支抗，材料应有足够的强度，效果可靠。

3.舒适美观

矫治器的体积尽量小巧，戴用舒适，显露部分尽量少，对美观影响小，便于患者接受。

4.卫生健康

容易洗刷，便于清洁，不影响口腔卫生。

实际上，临床应用的矫治器很难完全符合上述要求，但应力求完善，选择最适合患者的矫治器，以使矫治效果更好。

扫码"学一学"

二、矫治器的类型

（一）根据矫治器的固位方式分类

1.活动矫治器

是一类医师和患者都可随意摘戴的矫治装置，经医师调整加力后戴入口内，通过卡环、唇弓或基托的摩擦力等固位。功能性矫治器也是一种活动矫治器，在口内没有严格的固位，只通过口面肌的力量维持其在口腔中的位置，矫治形成中的错𬌗。

2.固定矫治器

用粘接剂粘固或结扎丝结扎固定在牙齿上，患者不能自行摘戴，只有医师使用器械才能取下。

（二）根据矫治力的来源分类

1.机械性

此类矫治力来源于各种金属丝变形后的回弹力或弹性材料（如镍钛拉簧）拉长后的回缩力。这种由人工施加的机械力间接或直接作用于牙颌器官，达到调整颌间关系和移动错位牙的目的。

2.功能性

此类矫治器本身并不产生任何矫治力，而是利用咀嚼肌或口周肌的功能作用力，通过戴用的矫治器传递至被矫治的部位，改变错位的牙颌器官，诱导其生长发育向正常方向发展。

3.磁力性

利用永磁材料同性相斥、异性相吸的作用力矫治错𬌗畸形。近年来开发的超小型的高磁能永磁体，如钕铁硼等，可用黏合剂直接粘贴在牙面上，或附加于矫治器上以达到治疗的目的。

（三）根据矫治器的作用目的分类

1. 矫治性矫治器

通过主动施加作用力，可为机械力，也可为口周肌功能力，对牙颌面畸形进行主动的矫治。

2. 预防性矫治器

通过戴用矫治器预防可能发生的错殆，如缺隙保持器或预防性舌弓，以保持牙弓长度，该装置可以是固定的也可以是活动的。

3. 保持性矫治器

专供正畸治疗完成后被移动牙齿的保持，使之固定在新的位置上并完成生长改建而不至于复发或尽可能减少复发。

三、固定矫治器和活动矫治器的优缺点

（一）活动矫治器

1. 优点

矫治器制作及摘戴简便，患者能自行摘戴，易于清洁；不影响美观；使用安全，施力过大疼痛时，患者可自行卸下，矫治力也可因矫治器离位而消除。

2. 缺点

固位相对较差，支抗不足；作用力单一，牙多为倾斜移动，整体移动较难；影响发音；初戴不适，异物感较明显；可随意摘戴，需要患者依从性高。

（二）固定矫治器

1. 优点

固位良好，支抗充足；能控制矫治牙的移动方向，能实现牙齿的整体移动、转矩和扭转等多种形式的移动；能矫治较复杂的错殆畸形；体积小，较舒适，不影响发音；复诊加力间隔时间较长；患者不能自行摘戴，矫治力作用可以持续发挥。

2. 缺点

口腔卫生较难保持，易引起牙龈炎、龋齿；固定矫治技术相对复杂，医师专业技术要求高；因不能自行摘戴，如矫治力过大，易引起牙体、牙周、黏膜组织的意外损害，造成不良后果。

第二节　支抗

一、支抗的概念

支抗（anchor）是指正畸矫治过程中，任何矫治器作用于牙、牙弓或颌骨产生使其移动的力，必然同时产生一个方向相反、大小相等的力，能抵抗矫治力反作用力的能力称为支抗。在正畸治疗中，常利用一部分牙、牙弓和颌骨或头的顶、枕、颈部作为支持，以移动其他牙、牙弓或颌骨，这些被用作支持的部分称作抗基。

考点提示 ▶ 支抗的定义。

二、支抗在正畸治疗中的意义

支抗是产生牙齿矫治移动的基础，没有支抗力的作用，即无法产生需要的牙移动。通过支抗的抗基部分提供矫治力用以移动需要矫治的牙，同时抗基将受到与矫治力相反方向的力即支抗力的作用。通过支抗的抗基，使矫治力得以发挥出来。矫治牙能否按设计要求的方向及程度移动，与支抗部分的设计有着重要关系。正畸治疗常用牙作为支抗，希望矫治牙按需要的方向及距离移动，而作为支抗部分的支抗牙则尽量不移动或仅少量移动，以达到良好的𬌗关系。

要达到以上目的，必须设计充分的支抗，尽量使反作用力分散在多个支抗牙上，不至于使支抗牙移位或仅发生极少量的移位，相反，如在矫治设计中，支抗不充分，即会出现在矫治牙的移动过程中，支抗牙亦发生移位而致𬌗关系紊乱或因支抗牙移位而占用牙列间隙造成矫治困难甚至导致矫治失败。

三、支抗的种类

支抗通常分为三种：颌内支抗、颌间支抗、颌外支抗。

1. 颌内支抗

支抗牙与矫治牙在同一牙弓内，利用一些牙作为支抗而使其他一些矫治牙移动。这种支抗一般可来自牙周膜面积较大的后牙，即可利用后牙作为支抗，矫治错位的前牙（图7-1）。

在颌内支抗中有时需要两个牙或两组牙向相反的方向移动，于是施加在矫治牙上的矫治力所产生的反作用力正好用于移动支抗牙，这类支抗称为颌内交互支抗。

2. 颌间支抗

以上颌（上牙弓）或下颌（下牙弓）作支抗来矫治对颌牙，或是以上下颌间的交互支抗来调整颌位关系，如上下颌间的Ⅱ类或Ⅲ类牵引（图7-2）。

3. 颌外支抗

是指支抗部位在口外，如以枕部、颈部、头顶部等作为支抗部位，这样可以抵抗较大矫治力的反作用力。口外唇弓、颏兜等矫治器都是利用颌外支抗（图7-3）。

考点提示　颌内支抗、颌间支抗及颌外支抗的定义。

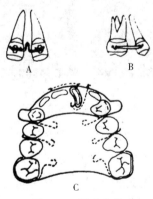

图7-1　颌内支抗

A.颌内交互支抗；B.颌内简单支抗，以一个支抗较大的牙作为抗基，矫治一个支抗较小的牙；

C.利用颌内支抗的活动矫治器，用前磨牙和磨牙为抗基牙，矫治扭转的中切牙

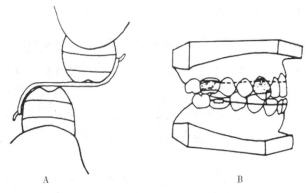

图 7-2　颌间支抗

A. 颌间交互支抗，互相矫治；B. Ⅱ类颌间牵引矫治远中错𬌗

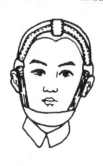 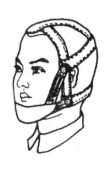 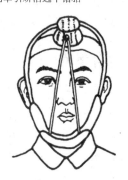

图 7-3　颌外支抗

四、加强支抗的方法

（一）固定矫治器加强支抗的方法

1. 使用支抗磨牙舌侧装置，包括横腭杆、Nance 弓、舌弓等（图 7-4）。

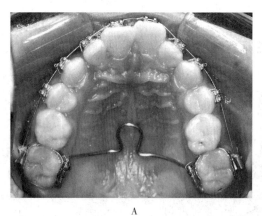 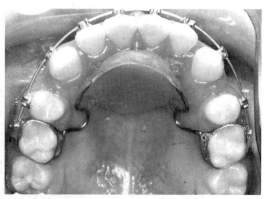

图 7-4 加强支抗的方法

A. 横腭杆；B. Nance 弓

2. 增加支抗牙齿的数目，如将第二磨牙纳入矫治计划，第一、第二磨牙一起作为支抗牙。

3. 将支抗牙连成一整体而增强支抗作用。一般在使用固定矫治器时，通过带环或托槽将几个牙结扎固定而连成一整体。

4. 在应用颌内或颌间支抗的同时，加用头帽、口外弓等颌外支抗。

5. 弓丝上应用停止曲和后倾弯。

6. 颌骨内种植体支抗。种植体支抗的最大特点是可避免以牙齿或牙弓作为支抗结构时可能出现的移位，保证了矫治过程中对牙列间隙的完全利用（图 7-5）。

（二）活动矫治器加强支抗的方法

1. 在活动矫治器上增加卡环或邻间钩等固位装置。

2. 增大活动矫治器的基托面积，并保持与组织面的密合。

3. 将支抗牙连成一整体而增强支抗作用。

4. 在应用颌内、颌间支抗的同时，加用口外唇弓、颌外支抗增强支抗。

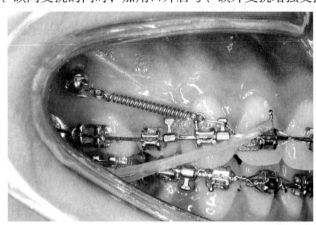

图 7-5　种植体支抗

五、种植体支抗及其应用

（一）种植体支抗概述

在正畸传统治疗方案中，常用口外弓、横腭杆、Nance 弓、唇挡、舌弓等控制支抗的手段加强支抗，这些装置不仅影响舒适性，而且需要患者的配合，所以支抗增强的效率不是很高，并且都难以避免支抗牙齿的少量移动。种植体支抗是利用钛的生物相容性，植入牙槽骨内，形成部分或是全部骨融合，以承受矫治力，从而达到加强支抗的目的。正畸种植体支抗在牙槽骨中基本不发生移动，也不需患者配合。因此，种植支抗在临床上得以迅速发展和传播，尤其是随着微螺旋钉种植体支抗的广泛应用和大力推广，种植体支抗已经成为最简洁而有效的支抗手段。

 知识链接

认识种植体

1939 年，Srock 使用钴铬合金制成牙根形螺钉状种植体。1945 年，Higley 和 Gainsforth 在狗的下颌骨内成功植入了一枚合金螺旋钉种植体，证实了可以将种植体植入骨内。1966 年，Branemark 教授通过实验得出钛与机体生物相容性很好，并提出了骨结合理论。然后医生陆续将种植体运用于临床中，用来作为支抗而实现牙齿的移动。2005年，国内研发出自攻型螺旋种植体，现已广泛的运用于临床。种植体支抗的优点在于其可用于依从性较差的患者，支抗强而稳定，可以有效实现牙齿的移动，但因种植体的植入是有创操作，常常让患者产生恐惧心理而不被接受，而且其在施加作用力时对牙齿的三维方向控制还存在局限。

（二）种植体植入步骤

1.植入位置

临床上可供选择的微螺钉种植体植入区域很多。它不仅能够被安放在腭中缝、腭中缝旁以及磨牙后垫无牙区等部位，还能够种植在上下颌骨颊侧相邻牙根之间的牙槽骨、上颌骨前鼻棘下方、颧骨下方、上颌结节以及下颌颏联合等处。

2.微螺钉种植体植入时机

有研究认为，在完成第一阶段的排齐排平以后再植入微种植体，这时候一些原本相邻很近或倾斜的牙根会适当分离或更加直立，这将有利于获得安全植入种植体所必需的骨质宽度。还有研究认为，过早植入容易导致微螺钉种植体松动、脱落。目前多主张在初期排齐整平阶段完成后，再植入微螺钉种植体，这样可保证较高的成功率。

3.术前准备

因植入微螺钉种植体的手术创伤较小，所以目前认为，除非患者同时合并有其他全身性疾病而必须服用抗生素以预防感染，否则没有必要预防性使用抗生素。此外，术前常规让患者用氯己定（洗必泰）漱口或擦洗也能明显减少患者术后感染的可能性。

4.植入微螺钉种植体

在选择种植体的时候，应该考虑到拟植入区域的软组织厚度，然后根据该厚度选择相应颈部长度的种植体，这样才有利于局部软组织的健康。早期使用的微螺钉种植体在植入的时候，需要预先用稍小的钻头钻一个孔，然后再旋转种植体完成植入。目前，多数微螺钉种植体采用了自攻式螺钉的设计，一般不再需要预先切口、钻孔，只需要使用专用工具，仅需手指的力量即可将种植体旋入骨内，这样大大方便了正畸医师的临床操作，节省了时间，损伤和感染可能性降低。

（三）种植体支抗的临床应用

1.最大程度内收前牙，解决前突问题

在正畸治疗中，拥挤度较大或嘴突的患者一般都设计拔牙矫治，拔牙的目的是为了最大程度使前牙往后移以改善嘴突。前牙往后移的越多，治疗效果越理想。以往头帽口外力是控制磨牙前移的常用方法，但需要患者的良好配合，而且不能最大限度地控制磨牙前移。自种植体支抗应用于临床以来，提供了有效支抗，使比较严重的前突患者获得了理想的矫治效果（图7-6）。

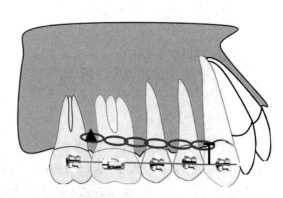

图7-6　种植钉内收前牙

2. 压低切牙，改善龈笑及深覆合的问题

上唇下缘曲线与上颌切牙龈缘平齐并协调一致时呈现出和谐美丽的微笑是人们追求的。临床上对前牙暴露过多，露龈笑的病例，一直是矫治的难点。以往正畸临床对这类病例压低上前牙多采用头帽J钩高位牵引等方法，但是临床疗效不理想。自种植体支抗应用以来，此类患者获得了理想的治疗效果（图7-7）。

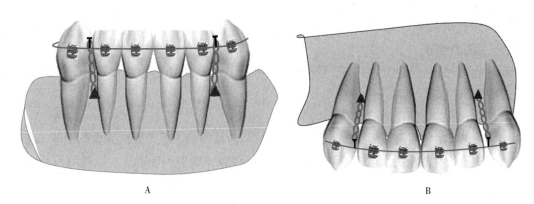

A

B

图7-7　种植钉压低前牙

A.压低下前牙；B.压低上前牙

3. 种植体压低伸长磨牙

利用微螺钉种植体压低及伸长磨牙的方法应用于临床之前，对一些牙齿缺失时间较长对殆牙伸长的情况，修复的医师只能调磨伸长的牙齿，甚至选择牙髓失活的方法来修复缺失的牙齿。种植体压低伸长磨牙成功应用于临床以来，避免了伸长的磨牙被过多调磨甚至引起牙髓失活的情况，获得良好的治疗效果。同时，在一些后牙槽发育过度的牙性开殆病例中，也可以应用种植钉压低磨牙以达到矫治效果（图7-8）。

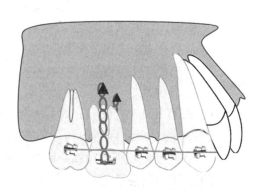

图7-8　种植钉压低伸长磨牙

4. 直立磨牙及解除个别锁殆牙

直立及移动颊倾或舌倾的磨牙，常常需要很强的支抗，传统方法一般很难完成，而选用微型种植钉支抗，常可达到事半功倍的效果。

第三节　活动矫治器

活动矫治器（removable appliances）是一种矫治错殆畸形的装置，可由医师和患者自行摘戴，是依靠卡环和黏膜的吸附作用进行固位，可根据矫治需要在矫治器上加弹簧等附件以产生矫治力，从而达到治疗错殆畸形的目的。

一、活动矫治器的基本结构、功能与制作要点

活动矫治器必须有作用部分和固位部分，而这两部分必须通过连接部分相连才能发挥作用，即活动矫治器由加力、固位和连接三部分组成。

考点提示 活动矫治器的组成。

（一）加力部分

矫治器对错位牙施加矫治力的部分称加力部分。临床常用的功能装置有各类弹簧、唇弓、螺旋器和橡皮弹力圈等。

1. 双曲唇弓

（1）功能 主要用于关闭前牙散在间隙或减小前牙覆盖、矫治唇向错位的前牙；也用于保持和稳定矫治完成后的效果；还可在唇弓上焊接弹簧或牵引钩等附件，以矫治各种错位的牙（图 7-9）。

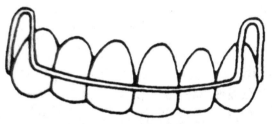

图 7-9 双曲唇弓

（2）制作要点

①常用直径 0.7 ~ 0.9mm 的不锈钢丝弯制。

②唇弓的 U 形双曲一般与牙体长轴方向一致，其宽度一般为尖牙唇面近远中宽度的 1/2 ~ 2/3，高度为 U 形曲顶端距两侧尖牙龈缘约 4 ~ 5mm 处。制作 U 形双曲时应平行、对称、圆滑，不应出现锐角。

③唇弓的水平部分一般位于切牙唇面颈 1/3 与中 1/3 交界处，必须弯成适合牙弓大小的弧形，并使弓丝弧度与前牙弓弧度一致。

④一般唇弓的末端在尖牙与第一前磨牙之间，越过𬌗外展隙进入舌侧形成连接体。有时也可设计成从一侧最后磨牙舌侧向颊侧沿牙弓弧形至前牙唇侧，延伸至另一侧最后磨牙远中弯入舌侧埋入基托，称为长唇弓。

⑤为了防止长唇弓弓丝过长而变形，可在中切牙区加固位丝，也可在弓丝上焊各种弹簧等附件。

2. 分裂簧

分裂簧又称扩弓簧。

（1）功能 通过不锈钢丝簧曲的打开，扩大上牙弓或推磨牙向后；也可用于扩大下牙弓；置于牙弓局部时则对局部进行扩大（图 7-10）。

（2）制作要点

①上颌常用 0.9 ~ 1.0mm 的不锈钢丝弯制，而下颌用 0.8mm 的不锈钢丝弯制。

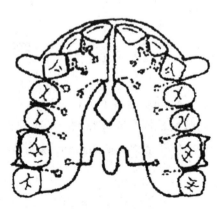

图 7-10 分裂簧

扫码"学一学"

②可弯成单菱形、双菱形或U形等，其大小根据所安放的位置和作用而不同。

③弯制时先用日月钳或梯形钳形成菱形的尖端，然后依设计于钢丝两端对称处将钢丝两端弯向内，形成菱形，再于两侧钢丝交叉处各向外弯曲，形成菱形开口，钢丝的末端再向外弯成波浪形，形成小连接体。

④分裂簧各部分应离开黏膜1mm左右，以免加力时压迫黏膜；同时分裂簧应充分暴露于基托外，离开基托3～4mm，便于调节加力。分裂簧的开口位置，根据作用不同可有多种情况。

⑤用分裂簧扩大牙弓，一般每1～2周调节加力1次，每次使裂缝加宽1～1.5mm。约3～4个月，可达到扩大牙弓的目的。

3. 双（三）曲舌簧

（1）功能 常用于矫治舌（腭）向错位的牙。打开弹簧的双曲，可推动错位牙向唇颊侧移动。双曲舌簧用于需唇、颊向移动的牙，此簧的游离臂应置于被移动牙的舌侧龈缘处，弹簧的双曲平面应与牙长轴垂直，以减小牙移动的倾斜度（图7-11）。

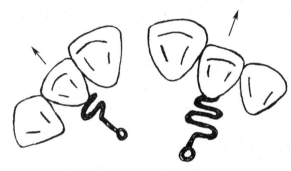

图7-11 双（三）曲舌簧

（2）制作要点

①常用直径0.4～0.6mm的不锈钢丝弯制。

②弹簧的双曲应形成平行的平面，此平面应与被矫治牙的长轴垂直，并置于被矫治牙的舌侧牙颈部。

③在石膏模型上需要唇向移动牙的颈缘处刻一0.5～1.0mm的沟，用于放置双曲舌簧的第一曲。

④取一段长约5cm的不锈钢丝，用细丝钳先弯制第一曲，注意弧度与颈缘线一致，长度与牙的近远中宽度基本相同或稍短；再用细丝钳于远中舌侧边缘3/4处回转形成第二曲。应注意双曲的转折处一定要圆钝，不能形成锐角。

⑤平行的双曲弹簧平面形成后，用梯形钳在弹簧平面中央处夹住双曲平面，用手将钢丝向下弯成圆滑的直角后形成连接体。

⑥注意连接体的末端弯成小圈，其弧度与黏膜一致，并离开黏膜约0.5mm，只将其后2/3埋入基托。

4. 单（双）曲纵簧

（1）功能 主要利用调节U形曲所产生的矫治力，使错位牙向近、远中移动。常用于矫治近中唇向错位的尖牙，使其向远中移位，进入已拔除的第一前磨牙的位置。双曲或多曲纵簧功能相同，只不过曲越多力量越应轻柔。

（2）制作要点

①常用直径 0.5 ~ 0.6mm 的不锈钢丝弯制。

②注意单曲应圆滑，避免形成锐角。

③先将石膏模型上尖牙近中邻间隙、近牙颈部石膏刻去 1.0mm，然后用梯形钳将钢丝尖端弯成一个小圈，使小圈与尖牙近中邻面颈部贴合，再将钢丝顺尖牙唇侧龈缘的弧度弯至尖牙远中部，再形成一较宽的纵形曲，高度约 8 ~ 10mm，曲面平行并离开牙龈黏膜 0.5mm。

④双曲或多曲纵簧弯制方法与单曲纵簧相似，形成两个或多个纵形曲。

⑤钢丝末端沿第二前磨牙近中邻面转至腭侧形成连接体。

5. 圈簧

圈簧又称环圈簧、眼圈簧、别针簧、指簧。凡由弹簧臂、圈及连接体三部分构成的均列为圈簧。

（1）功能　圈簧的作用灵活，打开簧圈使弹簧臂产生弹力，可使错位牙向近远中、唇颊侧、舌侧、伸长与压低等移动。可将连接体部焊接在唇弓上或矫治器的其他钢丝部件上，也可包埋在基托内（图 7-12）。

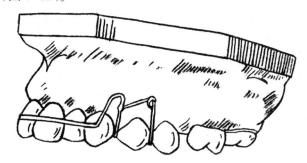

图 7-12　环圈簧焊接在矫治器部件上

（2）制作要点

①常用直径 0.5 ~ 0.6mm 的不锈钢丝弯制。

②取一段钢丝用尖头钳先做成小圈，圈的直径约 2 ~ 3mm，根据需要也可弯制两个小圈，然后将一游离端根据放置的位置弯制成一定形态的弹簧臂，另一端弯至舌（腭）侧形成连接体，埋入基托内或焊于唇弓上。

6. U 形簧

因形状如英文字母 U 而得名，可用于固定矫治器，也用于活动矫治器，附在基托组织面或焊在唇弓上。

（1）功能　可推牙向近中或远中移动，如推牙向远中移动则整个簧应位于移动牙的近中；如推牙向近中，则簧的位置应放在移动牙的远中。

（2）制作要点

①常用直径 0.5 ~ 0.6mm 的不锈钢丝弯制。

②将钢丝的游离端从牙的唇、颊侧近中或远中轴面角处，顺着近中或远中面弯至舌侧牙槽黏膜上，再弯制一两钢丝之间距离约 3 ~ 5mm 的 U 形弯曲，并在距离邻牙的舌侧牙龈约 3mm 处弯成圆形小圈，小圈约离开组织面 0.5mm，以便固定在基托内。

③弯制完成后用蜡固定，应用自凝树脂涂塑，或者弯制形成曲后，一端焊于唇弓上，一端用作加力臂。

7. 螺旋扩弓器

又称螺旋器，临床常用市售成品螺旋器。

（1）功能

①扩大双侧牙弓，螺旋器常置于牙弓中线（图7-13）。

②扩大单侧牙弓，螺旋器常置于需扩大牙弓侧。

③前牙及前牙弓唇向开展，螺旋器与牙弓前部垂直，基托前后分裂。

④推磨牙向远中，螺旋器与牙弓后部平行，基托局部分裂。

（2）制作要点

①先将螺旋器根据不同需要置于石膏模型上不同的位置，离开组织面2～5mm。

②用蜡片暂时固定于模型上。

③弯制固位装置、邻间钩或单臂卡等。

④基托树脂涂塑，应注意避免树脂进入螺旋器中央的调节部分，同时包埋好导杆和螺帽部分。

⑤螺旋器的调节，加力时，每次旋转1/4圈，扩开0.25mm，慢速扩弓每周加力1～2次，快速扩弓每天加力两次。

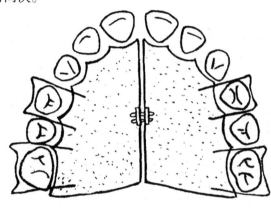

图7-13　螺旋扩弓器

（二）固位部分

固位部分是位于支抗基牙上防止矫治器脱位的装置，是矫治器发挥矫治力的必要保证。现将临床常用的固位装置介绍如下。

1. 单臂卡环

只有1个卡臂，是一种临床常用的形状如弧形的卡环。

（1）功能　多用于磨牙、前磨牙，有时也用于前牙。其卡环臂位于牙颊面靠颈缘处，卡臂尖端伸入邻间隙的倒凹区内约0.5mm，起固位作用。

（2）制作要点

①常用直径0.8～1.0mm的不锈钢丝弯制。

②取一段约5cm长的不锈钢丝将末端磨圆钝，弯制时最好先用雕刻刀在石膏模型上沿颈缘线刻去0.5mm。用尖头钳先将钢丝末端弯入邻间隙内0.5mm，再形成与基牙颊面外形高点下、倒凹区密贴的卡臂，然后沿𬌗外展隙转至舌侧，形成连接体埋入基托。

③钢丝伸入舌侧后应离开黏膜0.5～1.0mm，以便于包埋入基托。

2. 箭头卡环

箭头卡环又称亚当斯（Adams）卡环。

87

（1）功能　多用于磨牙上，也可设计在前磨牙、尖牙及切牙上。主要利用卡环的箭头部分卡抱在基牙颊侧近远中倒凹区起固位作用。此卡环的两箭头间的桥部可焊接圆管、拉钩等附件，以便插入唇弓、唇挡或挂橡皮牵引圈等（图7-14）。

（2）制作要点

①常用0.7 ~ 0.9mm的不锈钢丝弯制。乳牙、前牙用细丝，后牙用粗丝。

②用雕刻刀刻去石膏模型上基牙颊面近远中邻间缝，相当于牙龈乳头顶处的石膏，深约0.5mm。

③取一根长约8cm的不锈钢丝，按基牙颊面近远中宽度，用铅笔在钢丝上做记号，然后用梯形钳沿记号将钢丝两端弯向同一方向，使之形成两个略小于90°的卡环桥部。

④在距两内角顶2 ~ 3mm处，用尖头钳将钢丝向反方向弯曲180°，形成两箭头，再用钳喙夹住箭头平面作与基牙长轴成45°、与卡环桥部亦成45°的弯曲，使箭头平面紧贴楔状隙的牙面上。

⑤应注意使卡环部稍离开基牙的颊面，最后将两游离端沿接触点颊侧越过殆外展隙至舌腭侧，离开模型0.5mm形成连接体埋入基托内。

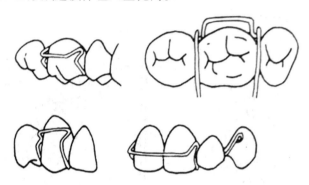

图7-14　箭头卡环

3. 连续卡环

主要用于后牙上，是包括两个或两个以上基牙的卡环，又称长臂卡环。

（1）功能　主要作用是增加固位、防止后牙颊向倾斜。其外形与单臂卡环相似。临床常用的有以下两种形式。

①末端游离式连续卡环：常包括两个磨牙，类似单臂卡环的卡环臂是游离的，可将其游离末端弯成拉钩，用于牵引；或将末端与前牙区双曲唇弓焊接成一体，以增强固位。

②闭合式连续卡环：包括2 ~ 4个后牙，无游离端，其长臂的近远中均弯成连接体埋于基托内，也可在其卡环体处弯曲成牵引圈或焊接拉钩用于牵引。

这两种形式的连续卡环可与邻间钩并用以增强固位（图7-15）。

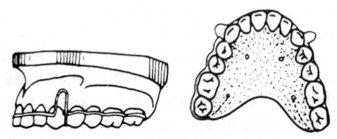

图7-15　连续卡环（近中游离端嵌入唇弓下）

（2）制作要点

①常用直径 0.8 ~ 0.9mm 的不锈钢丝弯制。

②末端游离式连续卡环的弯制：先修整石膏模型的第一、二恒磨牙颈缘区，并将第一恒磨牙近中邻间隙处石膏刻去 0.5mm；取一段钢丝将尖端磨圆钝，用梯形钳将尖端弯入第一恒磨牙的近中邻间隙内，然后按第一恒磨牙及第二恒磨牙牙冠颈缘外形弯制卡环臂，再沿第二恒磨牙远中面转向舌侧，弯成连接体。有时可将这种卡环的卡臂延长到前磨牙，将卡臂尖端弯成小的半圆形钩，钩在双曲唇弓上。

③闭合式连续卡环的弯制方法基本同游离式连续卡环，只是将卡臂的两端都转向舌侧，形成两个连接体埋入基托内。

4. 邻间钩

邻间钩也称钩状卡环，是固位力较强的装置之一。

（1）功能 用于邻接关系良好的后牙及前牙上。利用卡环的钩状末端，在两牙的楔状隙处钩住邻接点下方。由于其弹性小，因此能发挥较强的固位作用（图 7-16）。

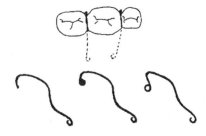

图 7-16 邻间钩

（2）制作要点

①常用直径 0.7 ~ 0.9mm 的不锈钢丝弯制。

②先在石膏模型颊侧两牙的邻接点下方龈乳头处用雕刻刀刻去 0.5 ~ 1.0mm。

③取一段钢丝，将钢丝尖端磨圆钝后，用梯形钳或尖头钳将钢丝尖端弯曲成小于 90°角的弯钩，也可在钢丝尖端加焊一小球状焊金，然后将钩状尖端卡入邻间隙内接触点的龈方，再沿颊外展隙折向𬌗外展隙至舌腭侧形成连接体埋入基托内。

（三）连接部分

活动矫治器依靠连接装置，将各个部分连接成一个整体而发挥作用。常用的连接装置有基托、环托、腭杆、舌杆或舌弓等。

1. 基托或环托

基托通常是由复合树脂涂塑而成的邻接牙齿舌腭面和覆盖在黏膜上的树脂块；环托是基托范围扩大的一种基托，它是环绕牙弓内外，覆盖于唇颊舌腭侧黏膜上的环形基托。

（1）功能 基托是由复合树脂制成的可摘矫治器的基础部分，它将功能部分的各种弹簧、附件及唇弓和固位部分的各种装置连成一体，以便发挥矫治器的作用，并有支持和固位作用。

（2）制作要点

①室温固化型树脂或加热固化型树脂。

②基托厚薄应均匀，一般厚约 1.5 ~ 2.0mm，表面光滑，与黏膜组织应紧贴并无气泡或结节。

③基托边缘伸展范围根据需要而定，舌侧边缘一般应伸展到牙冠外形高点线处，并与牙齿舌侧密合；上颌基托后界可达第二恒磨牙远中连线处；下颌基托后界可至第二恒磨牙远中；包埋功能性部件处，基托边缘应做缓冲。由于可摘矫治器在口内戴用的时间短、支架多，为了操作简便常用室温固化型树脂涂塑法制作。

2. 唇弓和舌腭杆

为了舒适和发声方便，可用舌腭杆代替部分基托，唇弓代替部分环托。尤其是下颌前牙区舌侧倒凹大，常用舌杆代替前部基托；上颌腭部中央则可用腭杆代替。注意舌腭杆不能进入倒凹区，应离开黏膜1mm。同时，凡需要在其上焊接辅簧者，均可以将其看作是连接体部分。其制作方法与可摘局部义齿相同。

二、常用活动矫治器的设计制作与临床应用

（一）𬌗垫式活动矫治器

利用𬌗垫活动矫治器，可解除反𬌗等不利锁结关系及其造成的损害，同时𬌗垫可提供正常的进食条件；平面式𬌗垫还可解除上下颌相对运动时的锁结，有利于上下颌骨位置的协调。

1. 适应证

（1）上颌双侧后牙𬌗垫活动矫治器　常用于矫治前牙反𬌗、下颌前突等畸形。

（2）上颌单侧后牙𬌗垫活动矫治器　主要适用于单侧后牙反𬌗、锁𬌗，其健侧有𬌗垫而患侧无𬌗垫。

（3）上下颌平面式𬌗垫牵引钩矫治器　常用于颌间牵引，矫治上颌或下颌前突及发育不足，解除上下颌之间的不利限制。

2. 设计制作

（1）固位装置常用邻间钩、箭头卡环或单臂卡环。

（2）𬌗垫根据矫治需要设计成双侧后牙𬌗垫或单侧后牙𬌗垫；𬌗面形态可根据矫治需要设计成解剖式形态、半解剖式形态或平面式形态。

（3）在反𬌗的上前牙舌侧，一侧后牙反𬌗的后牙舌侧放置双曲舌簧等作用部件，用树脂基托将各部分连接成为一整体，对于上下颌需要牵引的可在基托的适当位置安放牵引钩。

3. 临床应用

（1）矫治器𬌗垫的高度以解除前牙锁结为宜，𬌗垫过高可造成患者的不适及颞下颌关节的损害。

（2）固位应良好，加力应适宜。

（3）每间隔1～2周加力一次，随着覆𬌗覆盖关系的逐渐正常，可分次磨低𬌗垫，每次磨低约0.5mm，直至𬌗垫全部被磨除。

（二）口腔不良习惯矫治器

口腔不良习惯矫治器通常是在一般活动矫治器上设置辅件如腭舌刺、栅栏、唇挡丝等，以阻止不良唇舌习惯及吮指习惯等；同时矫治因不良习惯所致的错𬌗（图7-17、图7-18）。

1. 适应证

不良舌习惯、不良唇习惯、吮指习惯等及其所致的错𬌗。

2. 设计制作

（1）口腔不良舌习惯矫治器包括固位部分，如卡环、邻间钩等；连接部分，如基托等；加力部分，如腭舌刺、腭珠、栅栏、唇挡丝及加力簧等，可依据患者情况选取。

（2）腭舌刺用直径0.7～1.0mm的钢丝弯制，置于口腔的前腭部，仅在进食和口腔清

洁时取下矫治器。

（3）栅栏、唇挡丝要采用直径 0.9 ~ 1.0mm 的钢丝弯制，腭珠是设置在基托后部腭顶的可转动的小轮子，直径约 5mm。

（4）唇弓或双曲舌簧根据不良习惯所致的错𬌗情况，用以矫治散隙或舌向错位牙等。

3. 临床应用

（1）要求固位良好，否则容易造成软组织损伤。

（2）矫治完成后，应分次拆除腭舌刺、唇挡丝等，并强调口腔不良习惯矫治器应继续戴用半年以上。

（3）强调患者按医嘱戴用矫治器，患者的配合度是成功与否的关键。

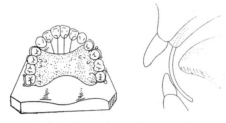

图 7-17　不良舌习惯矫治器

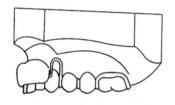 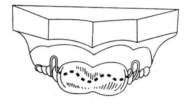

图 7-18　咬唇习惯矫治器

考点提示 ▸ 常见的活动矫治器。

（三）活动矫治器佩戴注意事项

使用活动矫治器时，需要患者的积极配合，才能取得一定的疗效，治疗前应充分评估患者及家属的积极性和配合性。

1. 初戴活动矫治器的注意事项

（1）检查矫治器质量，包括矫治器的固位、加力和连接部分。

（2）一般要求吃饭时取下活动矫治器，饭后再戴用，但𬌗垫式矫治器例外，吃饭时也需佩戴，饭后清洗干净再继续戴入。

（3）塑料基托不能用沸水烫洗或乙醇擦拭，可用牙膏刷洗。

（4）强调患者按医嘱戴用矫治器，患者的配合是成功的关键。

2. 活动矫治器加力

（1）加力大小要合适。

（2）加力间隔时间　活动矫治器一般每隔 2 周加力一次，扩弓矫治器视快速慢速而定，平面和斜面导板可隔 4 ~ 6 周再复诊。

第四节　功能性矫治器

一、功能性矫治器

功能性矫治器本身不产生力，通过改变口颌系统的肌肉、韧带及纤维的功能生物力，将其传递至需要矫治的部位，诱导牙、颌、面向正常方向发育。大多数功能性矫治器为活动矫治器。

（一）功能性矫治器的原理

上下颌骨形态的发育，除了受到遗传因素的控制外，口腔周围肌肉的功能状态也是一个重要的影响因素。肌功能异常和颌骨周围软组织结构异常均可能导致面部的发育畸形。

功能性矫治器主要通过改变上下颌骨位置，例如下颌前伸及后退，改变口周围肌肉功能状态，肌肉受到牵张产生自然的收缩力。力量传递到牙齿、颌骨和颞下颌关节，促进软组织发生适应性变化，从而达到生长引导和调控的矫治目的。

考点提示　功能性矫治器原理。

（二）功能性矫治器的适应证

功能矫形力主要用于口面肌功能异常所引起的功能性错𬌗畸形、早期的骨性错𬌗畸形，常见的情况如下。

1. 不良习惯、𬌗干扰和功能因素引起的功能性安氏Ⅱ类和Ⅲ类错𬌗畸形以及功能性下颌偏斜等。

2. 早期的骨性Ⅱ类错𬌗畸形，上颌发育基本正常或轻度前突，下颌发育不足或后缩，面下 1/3 稍短，下颌具有生长潜力的患者。

3. 轻度骨性Ⅲ类错𬌗畸形，上颌轻度发育不足，下颌基本正常或轻度前突，下颌能后退至对刃𬌗。

4. 骨性Ⅲ类错𬌗畸形前方牵引矫治后，可用功能性矫治器进行保持和肌肉训练。

功能矫形最佳开始时期应在青春迸发期前 1～2 年，以最大限度地利用患者自身的生长发育潜力，达到有效而稳定的矫治效果。轻度骨性Ⅲ类错𬌗畸形开始矫治的时间根据牙齿情况开始的更早。

 知识链接

生长高峰期的判读方法

患者的身高、体重：身高、体重的快速增长提示进入青春期。

第二性征的发育情况：女性的乳房发育、阴毛发育初期提示生长高峰期开始，月经来潮提示生长高峰期已过；男性喉结的长大、变声，上唇开始出现胡须提示进入生长高峰期。

骨龄的判断：手腕关节片。

Grave 指标：中节指骨骨骺与骨干等宽提示处于生长高峰期。

头颅定位侧位片：脊椎分期 CVS3、CVS4 期，生长高峰期。

扫码"学一学"

考点提示 功能矫治器适应证、矫治时机。

（三）常见功能性矫治器

1. 上颌平面导板和斜面导板矫治器

（1）作用原理

①抑制下前牙垂直萌出或压低下前牙。

②促进上下后牙垂直萌出。

③斜面导板有引导下颌向前，刺激下颌骨矢状向生长的作用。

（2）适应证

①平面导板适用于严重深覆𬌗、上前牙唇向位并有小间隙及上颌前牙内倾型的深覆𬌗。

②斜面导板适用于因不良习惯等所致的远中错𬌗或下颌发育不足所致的远中错𬌗。

（3）主要结构 主要结构由卡环（邻间钩）、基托、平（斜）面导板组成（图 7-19）。

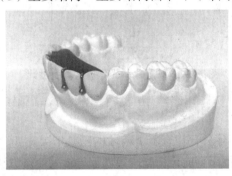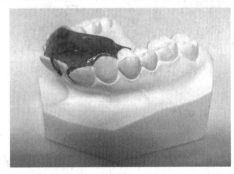

A   B

图 7-19 平面导板与斜面导板

A. 上颌平面导板（在上前牙腭侧基托的前缘加厚，使形成一半月形与𬌗平面平行）；

B. 上颌斜面导板（形成与𬌗平面约成 45°）

（4）临床应用

①初戴上颌平（斜）面导板时，如有个别下颌切牙过高，应进行适当磨改，使更多的下前牙咬于平（斜）面导板上。

②随着下前牙被压低，有时需加高平（斜）面导板，以保证上下颌后牙面分开 1.5 ～ 2mm 的间隙。

③如果需同时内收上颌前牙，加力前可将上颌平（斜）面导板前缘区的组织面适量磨除或缓冲，形成空隙以容纳前牙内收时移位的黏膜组织，以免引起炎症。

④复诊检查 每 3 ～ 4 周复诊一次，检查上颌平（斜）面导板上有无下颌前牙咬合形成的痕迹、是否影响下颌的侧方运动、颞颌关节及下前牙有无不适或疼痛。每次复诊应检

查治疗效果，深覆𬌗，深覆盖有无改善，若无应进一步分析原因。

2. 下前牙树脂联冠斜面导板

（1）作用原理

①利用下前牙区树脂导板斜面解除反𬌗锁结及诱导反𬌗牙的前移。

②解除咀嚼肌张力过大所致的下颌逆时针旋转生长，反覆𬌗深时所致的后牙萌出不足。

③刺激后牙牙槽的生长及牙齿的萌出（图7-20）。

（2）适应证　主要用于矫治前牙反𬌗。乳牙期多数前牙反𬌗及部分或个别早期萌出的恒切牙反𬌗者，尤其适合于反覆𬌗较深反覆盖不大的前牙反𬌗。

（3）制作方法　制作时应在下颌后退的位置上进行，可制作成活动式套在下前牙上，也可用粘接剂粘接在下前牙上。可用自凝树脂直接在口内完成，也可在石膏模型上完成。斜面与上前牙腭侧接触，斜面与上前牙纵轴交角应小于45°，否则上前牙容易被压低（图7-21）。

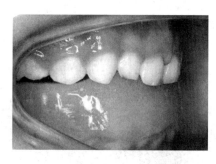

图7-20　下前牙树脂联冠斜面导板

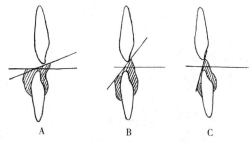

图7-21　联冠式斜面导板的斜面设计

A.过平；B.合适；C.过陡

（4）临床应用

①下前牙树脂联冠斜面导板粘接就位于下前牙后，检查上下前牙的咬合情况，如个别牙齿有早接触，应进行调磨，并指导患者正确掌握戴用下前牙树脂联冠斜面导板的使用方法。

②戴用下前牙树脂联冠斜面导板1～2天后，如无不适反应，即可练习用上前牙与导板咀嚼。

③如上前牙已有唇向移动，而斜面导板只与上前牙的舌侧龈组织接触，应根据反𬌗的程度及牙齿的反应，调磨斜面导板或增大导板斜度继续矫治。

④矫治混合牙列及恒牙列早期的严重前牙反𬌗，戴用斜面导板2～3个月后，如仍无效果，应改用其他方法再行矫治。

3. 唇挡（lip bumper）

（1）作用原理

①唇挡可做在上颌或下颌，以解除唇肌、颏肌的异常压力，使收缩过度的唇肌、颏肌恢复正常张力或使不足的唇肌张力增大。

②上下牙弓获得内外肌力平衡而正常生长发育。

（2）适应证

①纠正咬下唇习惯。

②向远中移动磨牙。

③加强下颌磨牙支抗。

（3）唇挡的类型

①用钢丝弯制唇挡并套上树脂管。弯制唇挡钢丝的直径不得小于1.1mm。这种唇挡比较适合牙弓的形状，制作也方便。

②预成式唇挡。市场上可以买到，但因个体口腔前庭差异大，临床应用受限制。

③技工室制作唇挡。这类唇挡的制作比较方便，适合于多数牙弓。各类唇挡在应用时，可以将唇挡插入第一磨牙带环的颊侧管内，或插入可摘矫治器上的颊侧管内。假如恒磨牙未完全萌出，也可将唇挡插入粘接在第二乳磨牙上的颊侧管内（图7-22）。

（4）临床应用

①初戴唇挡时，检查有无软硬组织的压痛，患者戴用唇挡适应后可全天戴用。

②用于矫治不良习惯时，只告诉患者戴上矫治器就可治疗不良习惯，而不是以惩罚为目的。

③用于推磨牙向后或增强支抗时，复诊应检查唇弓是否需要开展加力。达到治疗目标后，仍应继续戴用一段时间以巩固疗效。

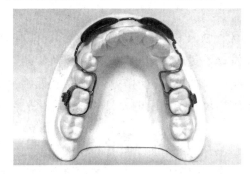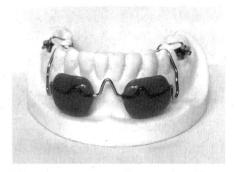

图7-22 唇挡

4. 前庭盾

前庭盾是一种用树脂制作的形似盾牌的活动功能性矫治器。主要安放在口腔前庭，其内侧面只与前牙区接触，用以调节唇颊肌的压力及封闭口腔前庭（图7-23）。

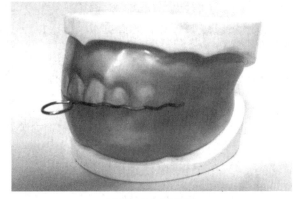

图7-23 前庭盾

（1）作用原理

①前庭盾在口腔前庭部位发挥作用，用以消除唇颊肌对牙弓及颌骨的不正常压力，使牙弓内外处于平衡状态。

②前庭盾还可以对上下牙弓、颌骨的矢状向、垂直向、横向三维方向进行调整。

（2）适应证

①适用于口呼吸、咬物、咬指习惯矫治。

②用于唇功能训练。

③用于上颌前突、牙弓狭窄及替牙早期下切牙舌倾矫治。

④不适用于恒牙期，鼻呼吸功能障碍者禁用。

（3）临床应用

①前庭盾应尽量多戴用，戴用时上下唇应尽量闭合，并反复训练。使用该方法，要求患者紧闭双唇，这样即使未进行舌的功能训练，也进行了唇肌训练。

②初戴时多有不适感，前庭沟及唇系带处可能会出现压痛，应注意调磨压痛点部位的树脂。

③有口呼吸习惯的儿童，为避免因夜间口呼吸习惯而发生窒息的危险，可在前庭盾前部相当于闭合线的中份预备几个通气孔。

④每 3 ~ 4 周复诊一次，可在保持前庭盾厚度约 2.5mm 的情况下，通过在局部应用自凝树脂垫底或缓冲的方法，调节牙弓承受的矫治力。

5. 肌激动器

肌激动器是 1908 年由 Andresen 设计发明的，故又称 Andresen 矫治器，也称促动器。肌激动器主要适用于骨性Ⅱ类错𬌗畸形、下颌发育不足或后缩的早期病例。矫治器通过促进下颌骨发育以及控制牙齿萌出，使颌骨的矢状向关系及垂直向关系不调得到改善。早期的肌激动器结构比较简单，经过在长期的临床应用过程中不断的改良和完善，该矫治器得到进一步发展（图 7-24）。

（1）作用原理　肌激动器的矫正力来源于咀嚼肌、口周肌，其在口内的松散固位也主要依靠咀嚼肌。由于肌激动器的作用，下颌被引导到向前向下，在新的位置上，咀嚼肌群的平衡被打破后，上下颌骨受到相互的作用力，产生如下的颌骨生长效应。

①刺激下颌骨矢状向生长。

②刺激下颌骨垂直向生长。

③抑制上颌骨矢状向生长。

（2）适应证

①肌激动器主要用于矫正青春发育高峰期安氏Ⅱ类 1 分类错𬌗畸形，矫治器通过下颌前移以及控制牙的垂直向萌出，使颌骨的矢状关系、垂直关系得以改善。

②用于矫治早期安氏Ⅲ类错𬌗、安氏Ⅱ类 2 分类错𬌗和开𬌗畸形。

（3）基本结构和制作　该矫治器结构简单，主要由一整块树脂基托组成，其次是不锈钢丝形成的诱导丝，无特定的固位装置，也没有产生机械力的加力装置。

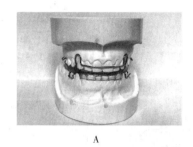 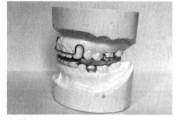 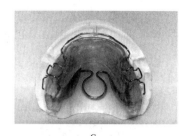

A B C

图 7-24 肌激动器的结构

A. 正面观；B. 侧面观；C. 殆面观

（4）临床应用

①初戴矫治器时，嘱安氏Ⅱ类错殆患者反复进行主动前伸下颌训练，使其逐渐适应前伸位，安氏Ⅲ类错殆患者训练其下颌尽量向后。初期阶段每天戴矫治器 3 ～ 4h，嘱家长观察患儿入睡后矫治器在口内的情况，是否会不自觉脱出口腔，当逐渐习惯后应增加戴用矫治器的时间，至少应在晚上刷牙后戴上矫治器至次日早晨。

②矫治器戴入后 1 ～ 2 周复诊，检查口腔软硬组织及颞下颌关节区有无不适或压痛。患者适应后，可按前述方法形成正确的诱导面，4 ～ 6 周复诊一次。

③复诊检查诱导面与牙齿接触部分是否形成发亮区，牙排列情况有无改善，牙弓的长度、宽度有无变化，前牙覆盖、覆殆是否减小，后牙殆关系以及咬合有无改善等。

④由于肌激动器体积较大，戴入后影响发声和咀嚼，一般在夜间及休息时戴用，每天确保戴用至少 14h。告诉患者及家长戴用时间越长，疗效越佳，让其积极配合。安氏Ⅱ类 1 分类错殆一般在戴用 10 ～ 12 个月后，后牙可达到中性殆关系，前牙覆殆覆盖关系正常。

考点提示 肌激动器的作用原理。

6. 功能调节器

功能调节器（function regulator，FR） 功能调节器是由德国 R. Fränkel 在 20 世纪 60 年代设计的一种可摘矫治器，故又称 Fränkel 矫治器，简称 FR。根据其设计特点及适应证，功能调节器可分为 4 种类型，即 FR－Ⅰ、FR－Ⅱ、FR－Ⅲ 和 FR－Ⅳ。现在较为常用的是 FR－Ⅲ，主要用于矫正早期前牙反殆（图 7-25）。

（1）FR 作用原理 功能调节器通过颊屏、唇挡阻断口周肌肉的异常功能，消除口周肌力对牙齿、牙槽骨及颌骨生长的限制，诱导牙弓、颌骨及面部产生如下的生长效应。

①横向的变化：牙弓和颌骨向外开展，有利于矫治牙列拥挤、牙弓狭窄和基骨发育不良。

②垂直向的变化：垂直打开后牙咬合，磨牙垂直生长发育，有利于改善颌间关系，平整 Spee 曲线。

③矢状向的变化：通过肌功能锻炼，下颌位置发生改变，髁状突产生适应性变化，有利于建立Ⅰ类磨牙关系。

④建立正常唇封闭：FR 矫治器戴于口腔内后，患者有意识地保持上下唇闭合，使功能不足的上唇恢复正常肌张力，有利于建立正常的唇封闭。

（2）适应证

①FR－Ⅰ：用于矫治安氏Ⅱ类1分类和安氏Ⅰ类错𬌗畸形。

②FR－Ⅱ：用于矫治安氏Ⅱ类2分类错𬌗畸形。

③FR－Ⅲ：用于矫治安氏Ⅲ类错𬌗畸形。

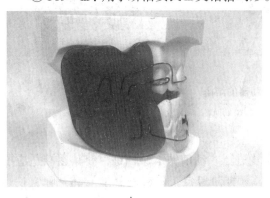 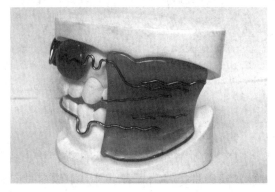

A   B

图7-25 功能调节器

A. FR-Ⅱ型矫治器；B. FR-Ⅲ型矫治器

（3）临床应用

①矫治时机：功能调节器用于混合牙列期和恒牙列早期即生长发育的快速期效果最好。

②初戴时检查矫治器各部件的位置准确与否，在牙弓上有无稳定的支抗，𬌗重建的情况是否无误，颊屏、唇挡的树脂边缘是否光滑，戴入后就位是否正确。

③治疗初期，嘱患者从初戴时每天1～3h逐渐增加到适应后每天达18h左右，每隔4～6周复诊一次。复诊时检查矫治器各部件的位置是否正常，以便作必要的调改。

④FR-Ⅲ型矫治器置于上颌第一磨牙上的𬌗支托，待前牙反𬌗解除后，应立即去除，以利于上颌后牙的生长。对于某些明显上颌发育不足的患者，在治疗过程中，可将上唇挡适当前移以最大程度刺激上颌骨生长。

⑤一般经日夜戴用3个月后，常可观察到矢状、横向和垂直方向的改善，6～9个月左右，磨牙关系可得到矫正，1年左右可以完成治疗。

⑥矫治后的保持：混合牙列期矫治后，一般需保持时间一年半左右，恒牙列早期，则需保持2～3年之久。

考点提示 功能调节器的原理、适应证。

7. 双𬌗垫矫治器

双𬌗垫矫治器（Twin－block）是Clark医师发明的一种可全天戴用的活动功能性矫治器。它由上下颌两个带𬌗垫的机械性活动矫治器所组成（图7-26）。

（1）作用原理 通过上下𬌗垫接触面间𬌗垫斜面，改变自然牙列中承受𬌗力的𬌗斜面的方向，并通过功能性前移下颌，刺激下颌生长，从而产生矫形效果。

（2）适应证 用于替牙期、恒牙早期安氏Ⅱ类错𬌗病例，尤其是对安氏Ⅱ类1分类疗效显著；如用于安氏Ⅱ类2分类错𬌗病例时，先将安氏Ⅱ类2分类错𬌗病例矫治为安氏Ⅱ类1分类病例再使用，或于上前牙腭侧基托内加双曲舌簧。用于安氏Ⅲ类错𬌗的病例，矫治器𬌗垫斜面正好与治疗安氏Ⅱ类错𬌗的𬌗垫斜面相反。

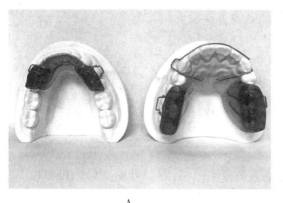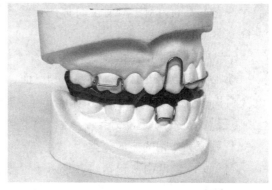

图 7-26　Twin-block 矫治器

A. 上下殆面观；B. 侧面观

（3）临床应用

①矫治时机最好开始于生长发育期，初戴时应先适应 1 周，吃饭时暂不戴，适应后应 24h 戴用。

②试戴口内矫治器，注意矫治器的固位情况，检查有无压痛及黏膜刺痛并进行调磨。教会患者当上下颌矫治器咬合在一起时，下颌顺着导斜面前伸进行咬合，并让患者明白，只有戴着矫治器吃饭，才能增大矫治力，增强疗效。

③戴用矫治器 4～6 周后即可开始分次磨低上颌殆垫，以利下后牙向上萌出，减少深覆殆。每次调磨殆垫约 1～2mm，而保留上颌导斜面的高度，一般 2～5 个月后牙弓矢状关系可得到矫正。但此时前磨牙区的咬合关系仍未完全建立，可使用上颌斜面导板，直至前磨牙区建殆后一年左右为止，以巩固疗效。

 知识链接

咬合前导矫治器刺激下颌生长的观点

大量的临床研究证明Ⅱ类错殆畸形患者与未治疗患者的比较，功能矫形可以使下颌长度增加，X 线下头影测量显示下颌骨的长度明显增长。

有学者研究表明，肌激动器对侧貌的改善只局限于垂直向，矢状向不明显，且前导下颌的机制支持证据不足。

有学者认为，双板矫治器促进面下 1/3 高度的发育、侧貌的改善上更有意义。

考点提示　双板矫治器的作用原理和适应证。

二、矫形力矫治器

矫形力是指用于移动牙齿牙弓、颌骨位置或诱发骨组织改建从而刺激颌骨生长的矫治力，其力值大大高于移动牙齿的正畸力。矫形力矫治器常用于轻中度骨性错殆畸形的矫形治疗，它主要通过对上颌骨复合体的骨缝系统和下颌骨及颞下颌关节进行控制来纠正颌骨发育畸形。

（一）矫形力矫治器原理

矫形力多以口外结构，如颅、颈、面、枕等作为支抗，实现抑制或促进颌骨生长发育、改变颌骨的生长方向，达到矫治错𬌗畸形与颌面部畸形目的。

（二）矫形力矫治器分类

1. 根据力作用的方向分类

（1）矢状向牵引　包括前方牵引装置（上颌前方牵引）、后方牵引装置（头帽颏兜、头帽口外弓）。

（2）垂直向牵引　垂直牵引颏兜、垂直牵引面弓。

（3）横向宽度扩展装置　上颌快速扩弓装置。

2. 根据结构的不同分类

（1）口内矫形力矫治器　上颌扩弓器。

（2）口外矫形力矫治器　口外牵引器、头帽颏兜。

考点提示　矫形力矫治器的定义和原理。

（三）常见矫形力矫治器

1. 头帽口外弓矫治器

头帽口外弓通常应用于上颌，产生矢状、垂直及水平三维方向的作用力，起到不同的治疗作用。矢状向主要是抑制上颌生长的矫形作用；垂直向通过低位、水平和高位等不同的牵引方向对上颌骨的生长起到矫形作用；水平向起到水平向增加牙弓宽度的作用。

（1）适应证　头帽口外弓的矫形作用，需要从病因学和生长发育两方面分析。从病因学分析，适用于轻度上颌前突或希望抑制上颌向前生长的病例；从生长发育角度，适用于生长发育中的儿童青少年。如果利用头帽口外弓推磨牙向远中，通常是以儿童青少年为矫治对象，且上颌第二磨牙尚未萌出的患者。如果是要利用头帽口外弓增强支抗的作用，则适用于儿童青少年和成人。

头帽口外弓牵引方向选择需要根据下颌角的高度。低位牵引适用于低角病例；水平牵引适用于下颌平面角正常的病例；高位牵引适用于高角病例。

（2）临床选择与应用　矫形力矫治器应用于临床，最重要的是要把握好力的方向及作用点、力的大小以及力的作用时间，保证安全性（图7-27）。

①牵引方向　低位牵引（颈牵引）在抑制上颌骨向前生长的同时促进上颌后部牙槽骨的向下生长，适用于下颌平面角较小的低角患者，可使下颌骨发生顺时针方向旋转，对于高角病例则禁止使用。高位牵引对上颌骨与上后牙产生远中向和垂直向压入的力，适用于下颌平面角大的高角患者，但对于短面型低角Ⅱ类错𬌗则不宜使用。牵引方向还可以控制磨牙移动的性质。在向后向上的总体方向上，当牵引力方向通过磨牙阻抗中心时，磨牙以整体后移为主，其压入移动趋势较大；当牵引力在磨牙阻抗中心之上时，磨牙远中移动以牙根为主，其压入趋势也较明显；当牵引力处在阻抗中心以下时，磨牙远中移动以牙冠为主，其压入趋势较小。

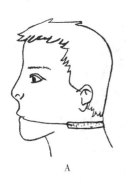
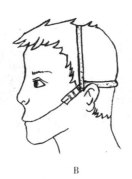
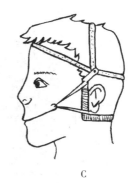

A　　　　　　　　　　B　　　　　　　　　　C

图 7-27　口外弓牵引

A. 低位牵引；B. 中位牵引；C. 高位牵引

②口外弓作用力与牙齿的接触部位　口外唇弓作用力通过上颌第一恒磨牙而对上颌骨及上颌牙槽骨产生作用。根据矫治不同错𬌗的需要，其内弓部分可以有以下几种作用形式：推磨牙向远中矫治拥挤；推磨牙向远中矫治前牙深覆盖；限制前突的上牙弓向前生长；扩展牙弓宽度。

③力的大小及作用时间　为达到抑制上颌骨发育的矫形效果，通常每侧磨牙所受牵引力应在 500 ～ 1000g。对 ANB 角小于 3° 者，牵引时间每日至少 8h；ANB 角在 3° ～ 5° 之间，牵引时间每日 10h；ANB 角大于 5° 者，牵引时间每日应在 14 小时以上。为达到推磨牙向远中的效果，每侧磨牙所受牵引力应 300 ～ 500g，作用时间为 12 ～ 14h。为达到增强支抗的效果，每侧磨牙所受牵引力应 200 ～ 300g，作用时间为 8 ～ 12h。

2. 上颌前方牵引器

上颌前方牵引矫治器属矢状向牵引装置中的前方牵引装置。骨性Ⅲ类错𬌗由于上颌骨发育不足、下颌骨发育过度或两因素混合造成。目前，对于下颌骨发育过度没有更好的预防和治疗措施，头帽颏兜的作用并不肯定，严重的病例需要成人后采用正颌手术矫治。而对于上颌发育不足所致的Ⅲ类错𬌗，在发育的适当时机，采用上颌前方牵引治疗，可使一部分患者避免成人后再进行正颌手术。

（1）基本结构　前方牵引矫治器的结构通常包括 3 部分：口内部件、口外部件、施力部件（图 7-28，图 7-29）。

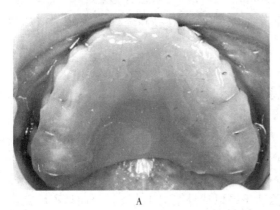
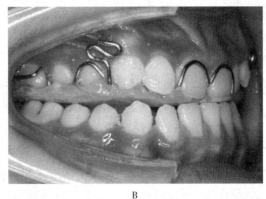

A　　　　　　　　　　B

图 7-28　口内部件

A. 𬌗面观（全包式基托）；B. 侧面观（尖牙远中伸出牵引钩，切牙及第一磨牙固位卡环，𬌗垫高度为解除上前牙反锁结）

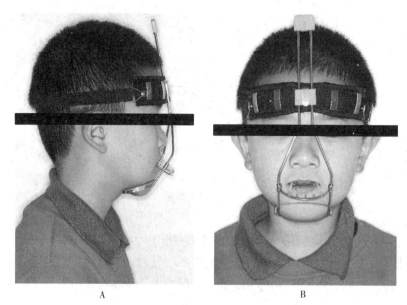

图 7-29　前方牵引矫治器口外部件和施力装置

A.侧面观；B.正面观

（2）适应证

①从病因学分析，适用于上颌骨发育不足。

②从生长发育看，生长发育迸发期前效果最好。一般认为，前方牵引促进上颌骨生长的较佳年龄在 8 ~ 11 岁。年龄越大，矫形作用越小，牙齿变化多，颌骨变化小。

（3）临床选择与应用　矫形力矫治器的临床应用要把握好力的方向及作用点、力的大小、力的作用时间。牵引前适当扩弓，提倡在前方牵引前 1 周内先快速扩弓打开腭中缝。一方面，通常上颌骨发育不足不仅表现为矢状向的不足，也合并上牙弓宽度不足。另一方面，快速扩弓打开腭中缝可以活跃骨缝系统，有利于前方牵引对骨缝的作用。

①方向及部位：下颌平面角小、反覆𬌗深的安氏Ⅲ类错𬌗，将牵引力施力点置于上牙弓后段；下颌平面角正常的安氏Ⅲ类错𬌗，将施力点放置于尖牙区；下颌平面角大、反覆𬌗浅的安氏Ⅲ类错𬌗，将牵引力施力点置于上牙弓前段。

②力的大小及作用时间　牵引力大小，每侧 300 ~ 500g。要求患者尽量延长戴用时间，每天至少 12h。治疗年龄越小，戴用时间越长，矫形效果越好。戴用时间短，应适当增加牵引力大小。

考点提示　前方牵引器的适应证和临床应用。

3.上颌扩弓矫治器

在生长发育过程中面部宽度的变化是最小的，其生长在发育的最初阶段就完成了大部分。而腭部骨缝的生长持续到青少年晚期，因此应用上颌扩弓矫治器能够打开腭中缝，起到矫形作用。上颌扩弓矫治器没有口外部分，因此不是以口外结构作为支抗，而是利用交互支抗打开腭中缝。

（1）适应证

①从病因学分析　适合于各种情况的上颌骨宽度发育不足。如上颌骨狭窄、腭盖高拱；后牙反𬌗；唇腭裂患者。

②从生长发育角度 适合于青少年。矫治可从替牙早期开始进行，一般在15～17岁时仍可打开腭中缝。年龄太小不要施予过大的矫形力；随着年龄的增大，打开腭中缝的矫形力也需增大。年龄大的患者以牙齿变化为主，颌骨变化小。

（2）临床应用

①快速腭开展 每天调节螺旋开大器，早晚各1次，每次1/4圈，开展量为0.25毫米/次×2次=0.5毫米/天，产生2000～3000g的力。迅速打开腭中缝，等待新骨沉积（图7-30）。

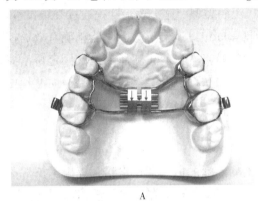
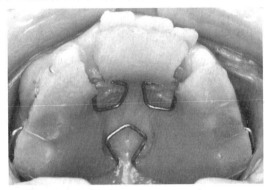

图7-30 扩弓矫治器

A.螺旋扩弓器；B.菱形扩弓器

②慢速腭开展 通常隔天调节螺旋开大器1次，每次1/4圈，开展量为0.25mm/2天，约1周可获得1mm的开展量，产生1000～2000g的力。慢速腭开展以较慢的速度打开腭中缝，对组织的损伤小，更接近生理反应（图7-31）。

有学者比较了快速腭开展和慢速腭开展10mm在开始矫治10周之后牙齿和骨的变化，发现二者都表现为骨和牙齿的改变各半，即牙的改变和骨的改变各5mm。由此可见快速腭开展和慢速腭开展能够达到相同的效果，但是慢速腭开展矫治更接近于生理反应。

临床上常用的扩弓矫治器有菱形扩弓器、Hass矫治器和Hyrax矫治器，其双侧口内装置互为支抗，利用交互支抗打开腭中缝。

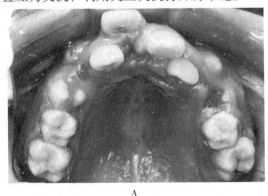
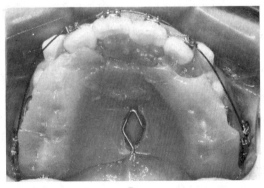

图7-31 慢扩前后𬌗面像

A.扩弓前𬌗面像；B.扩弓后𬌗面像

③过矫治及保持 由于腭开展矫治器去除后一定会发生一定程度的复发，所以通常要做到过矫治，过矫治的标准是上颌磨牙的舌尖对应下颌磨牙的颊尖。达到过矫治效果后应维持腭开展矫治器在口内不加力状态一段时间保持，快速腭开展建议保持5～6个月以上，慢速腭开展建议保持3～4个月以上。

考点提示　上颌扩弓器的适应证和应用。

第五节　直丝弓矫治器

固定矫治器是正畸矫治器中的一个应用较为广泛的类型。这类矫治器是通过黏结技术，将相应矫治器部件固定在牙齿表面。固定矫治器具有固位好、支抗充分、能精确有效的控制多牙齿各方向的移动、可施加各种类型的矫治力等特点。口腔正畸所使用的固定矫治器种类很多，目前临床上广泛应用的固定矫治器是方丝弓矫治器和直丝弓矫治器，而方丝弓矫治器有逐步被直丝弓矫治器所取代趋势。

一、直丝弓矫治器

20世纪60年代，Andrews研究了120名未经正畸治疗的恒牙期正常𬌗，提出了正常𬌗六项标准。在此基础上，于20世纪70年代初设计出直丝弓矫治器。新的矫治器源于方丝弓矫治器，但却根据不同牙齿的三维形态位置在托槽内预置了不同的轴倾角、转矩角且有不同的托槽底形态与厚度，从而实现将方丝弓矫治器的三个序列弯曲融入托槽及颊面管中，消除了在弓丝上弯制三种序列弯曲。矫治过程中，一根有基本弓形的平直弓丝插入托槽，就可以完成牙齿三维方向的移动；治疗结束时，完成弓丝也完全平直，所以称为直丝弓矫治器，又称预置矫治器（preadjusted appliance）。其优点是托槽定位牙齿，减少了弯制弓丝，简化临床操作，减少椅旁操作时间，也避免因弓丝弯制误差造成的牙齿往返移动，缩短了疗程。而后衍生出的自锁托槽矫治系统，摩擦力大大减小，更利于实现轻力矫治，使牙齿移动更快、更安全，产生的副作用如牙根吸收等也会更小，另外，操作更加简单，矫正程序更加简洁。

（一）直丝弓矫治器的理论基础——正常𬌗的六项标准

直丝弓矫治器的理论基础是正常𬌗六项标准。Andrews直丝弓矫治器的理念和托槽所包含的数据都源于这六项标准。

1. 磨牙关系

上颌第一磨牙近中颊尖咬合于下颌第一磨牙颊沟上；上颌第一磨牙的远中颊尖咬合于下颌第二磨牙近中颊尖的近中斜面上；上颌尖牙咬合于下颌尖牙和第一前磨牙之间。

2. 牙齿近、远中倾斜（冠角、轴倾角）

牙齿临床冠长轴与𬌗平面垂线所组成的角为冠角或轴倾角，代表牙齿的近、远中倾斜程度。临床冠长轴的龈端向远中倾斜时冠角为正值，向近中倾斜时冠角为负值。正常𬌗的冠角大都为正值。

3. 牙齿唇（颊）－舌向倾斜（冠倾斜、冠转矩）

牙齿临床冠长轴的唇（颊）－舌向倾斜度称为冠倾斜或冠转矩。不同牙齿有不同的冠转矩：上切牙冠向唇侧倾斜，冠转矩为正；下切牙冠接近直立；从尖牙起，上、下后牙牙冠都向舌侧倾斜，冠转矩为负，磨牙比前磨牙更明显，下颌比上颌更明显。

4. 旋转

正常𬌗应当没有不适当的牙齿旋转。后牙旋转后占据较多的近远中间隙；前牙旋转后占据较少的近远中间隙。

5. 间隙

正常𬌗牙弓中牙齿都保持相互接触，无牙间隙存在。

6. 𬌗曲线

正常𬌗的纵𬌗曲线较为平直，或稍有 Spee 曲线，Spee 曲线深度在 0 ~ 2mm。Spee 曲线较深时，上颌牙齿可利用的面受限，上牙弓间隙不足以容纳上牙。整平较深的 Spee 曲线将使下牙弓的周径和弓长增加，使下牙弓的𬌗面能与上牙弓建立良好的𬌗接触。颠倒的 Spee 曲线为上颌牙齿提供的𬌗面过大，上牙的间隙过多。

扫码"学一学"

考点提示　*正常𬌗六项标准。*

未经正畸治疗的正常𬌗群体中牙𬌗可能存在着某些差异，但都符合上述六项标准，偏离其中任何一项或几项，即会造成𬌗关系异常（图 7-32）。

（二）直丝弓矫治器的组成

直丝弓矫治器的组成部分同方丝弓矫治器，包括托槽、矫治弓丝、带环、磨牙颊面管及其他一些附件。

1. 托槽

托槽是直丝弓矫治器的重要组成部分，弓丝通过托槽而对牙施以各种类型的矫治力。托槽远中翼龈端上置有永久性识别标志（图7-33）。

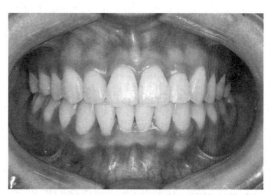

图 7-32　正常𬌗六项标准

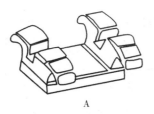 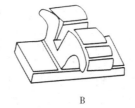

图 7-33　直丝弓托槽

A. 双翼托槽；B. 单翼托槽

（1）槽沟　容纳正畸弓丝的部分，分为 0.018 英寸 ×0.025 英寸槽沟和 0.022 英寸 ×0.028 英寸槽沟。

（2）底板　托槽与牙面粘接的部分。常见的托槽底板有粘接用的网状底板和焊接用的光滑底板。

（3）托槽的宽度　托槽近远中缘的距离，根据托槽翼的数目，分为单翼托槽和双翼托槽两种。

（4）托槽的高度　托槽上下缘的长度，有三种托槽高度：短型、标准型、长型。在临床使用中，考虑到托槽过长可能会与对颌牙有接触，多用短型。

（5）托槽的厚度　托槽槽沟到底板的距离。为了得到理想的弓形，直丝弓每个牙齿托槽的厚度不同。临床中应根据人种、牙齿大小、厚度和形态的不同灵活选择。

（6）托槽翼　将弓丝入槽后，可结扎的部分。

2. 矫治弓丝

一般由不锈钢丝、钛镍合金丝、含铜镍钛丝（有更好的弹性）和含钼镍钛丝（具有可以弯曲的功能）等制成，要求有良好的弹性。在直丝弓矫治器的矫治过程中，第一阶段排齐牙齿的步骤中一般全需使用圆形弓丝，而第二、第三阶段则多使用方形弓丝。所使用的弓丝的规格，一方面取决于使用托槽的槽沟规格，另一方面取决于矫治需达到的目的。

3. 磨牙带环与颊面管

（1）磨牙带环　直丝弓矫治器有各种规格的带环供临床选择和使用，要求密贴地粘在牙上，具有良好的固位作用，并不妨碍咬合，对牙龈无刺激。

（2）颊面管　颊面管类似托槽，含有轴倾角、转矩角和补偿角。轴倾角控制磨牙的近远中倾斜度，转矩角控制磨牙颊舌向倾斜度，补偿角控制磨牙近远中尖的颊舌向旋转。临床矫治时要根据患者具体矫治设计来确定磨牙颊面管的位置高度，然后焊接在带环上进行粘固或者直接粘接在牙齿颊面。

二、直丝弓矫治器操作技术

（一）矫治器的安放及去除

1. 直丝弓矫治器托槽和颊面管的位置

直丝弓矫治器推荐将托槽置于牙齿的临床冠中心。正确的托槽位置可以在最大限度减小弓丝弯制的情况下使牙齿的位置和排列更接近六项标准，是直丝弓矫治器取得高质量治疗结果的保证。不同的矫治体系确定临床冠高度的方法不同，一般情况下，理想的托槽位置如下。

（1）高度　指由牙尖或切端至托槽槽沟的颌向底面间的距离。临床上的一般常用高度见表7-1。

表 7-1　托槽定位表

		U1	U2	U3	U4	U5	U6	U7
上颌	A	5.0mm	4.5mm	5.0mm	4.5mm	4.5mm	4.0mm	3.5mm
	B	4.5mm	4.0mm	4.5mm	4.0mm	4.0mm	3.5mm	3.0mm
下颌	A	4.5mm	4.5mm	5.0mm	4.5mm	4.5mm	4.5mm	4.0mm
	B	4.5mm	4.0mm	4.5mm	4.0mm	4.0mm	3.5mm	3.5mm

注：A 为较大牙冠，托槽粘接位置远离切缘或牙尖；B 为较小牙冠，托槽粘接位置靠近切缘或牙尖

考点提示　托槽定位的高度。

（2）近远中向位置　应处于牙冠近远中的中央。

（3）轴倾度　正常排列的牙长轴有一定的倾斜度，因而托槽的位置也应有一定的倾斜度。必要时可根据曲面断层片来定位托槽。

2. 矫治器托槽和颊面管的粘接方法

分为直接粘接和间接粘接，粘接前均需严格清洁牙面；有牙龈出血等边缘性龈炎症状的患者，必要时提前清除牙齿结石。

（1）直接粘接法　是最为常见的临床应用方式。指医师根据患者口内情况，判别牙长轴或临床冠中心位置，即刻安放矫治器。由于粘接技术的迅速发展，直接粘接主要包括化学固化和光固化，不同种类的黏合剂在临床操作时有所不同，要注意查看说明书。

（2）间接粘接法　间接粘接法指翻取患者牙齿模型，在技工室精确测量定点，用非永久粘接剂将托槽安放在石膏牙上，然后制作个别牙托盘，将托槽嵌于其中，底面暴露；临床粘接时，将粘接剂涂布于托槽底面，借助个别托盘把托槽转移到患者牙齿表面。间接粘接法通常用于舌侧矫治器等临床上难于定位的情况。

3. 去除正畸附件

需取下已粘接的正畸附件时可用相应夹持器械的钳头夹住托槽翼两侧稍用力夹，使托槽底板稍变形后托槽即可去除。附件取下后，去除残余粘接剂，仔细抛光牙面。由于陶瓷托槽底板不易变形，去除陶瓷托槽时要注意观察釉质表面，避免釉质损伤。

（二）弓丝就位及固定方法

方形弓丝是以宽的一面与托槽槽沟垂直之方向纳入槽沟内。纳入槽沟的弓丝需牢固地固定在槽沟内，才能对牙施予矫治力。矫治中，固定弓丝的方法有 3 种：一是用直径 0.2 ~ 0.25mm 软的不锈钢结扎丝结扎固定；二是用橡皮圈固定；三是利用自锁托槽自身设计的锁结弓丝的方式固定矫治弓丝。

三、直丝弓矫治技术临床基本步骤

由于错𬌗畸形的临床表现多种多样，直丝弓矫治器的矫治方法是灵活多变的，并没有固定的模式，根据不同的矫治目标而采用不同材料、附件、弓丝弯曲的组合形式，但在矫治的步骤上存在着一些共同的基本矫治程序。

1. 排齐整平

排齐错位的牙齿，整平异常的𬌗曲线。此阶段要求采取尖牙向后结扎和末端弓丝回弯，其目的是防止前牙唇倾与覆𬌗加深。而弓丝更换的顺序是：由细到粗，柔和与持久的加力。

尖牙向后结扎是用结扎丝从弓丝最远中的磨牙颊面管至尖牙托槽之间进行"8"字连续结扎。所有拔牙与不拔牙病例，只要不希望尖牙牙冠长轴前倾者都需要采用此法。

末端弓丝回弯是指将颊面管末端弓丝紧贴颊面管远中向龈方弯至 90°，或者在颊面管的近中处弓丝上弯制 Ω 曲，然后将 Ω 曲与颊面管结扎。

2. 关闭拔牙间隙

用滑动法关闭拔牙间隙，此阶段要求牙弓完全平整。使用 0.019 英寸 × 0.025 英寸不锈钢方丝，在两侧尖牙托槽的近中放置或焊接牵引钩，此钩与最远中颊面管之间用螺旋簧或弹力牵引圈进行牵引（50 ~ 150g 牵引力），一次完成 6 个前牙的整体后移，此时，根据矫治设计具体情况决定是否设计增强支抗，在关闭拔牙间隙的同时可以矫正磨牙关系。

滑动法关闭是直丝弓矫治技术特有的关闭拔牙间隙的方法，有时也采用关闭曲法来关闭拔牙间隙。

3. 牙位和咬合关系的细微调整

精细调整阶段主要是恢复上下前牙正确的轴倾度、转矩、牙齿邻接关系，协调牙弓三维形态。使上下牙弓的形态及功能达到较为完善、匹配的程度。这一阶段使用的具有良好的牙弓形态及各个牙近远中轴倾度的理想形态的理想型方弓丝，使牙齿的位置能达到稳定、平衡、美观。

4.保持

达到矫治目标后，以结扎丝分别将上下牙弓所有托槽及颊面管进行连续"8"字交叉结扎固定3~4周，检查牙齿及殆关系稳定无变化，拆除其余固定装置，改用保持器保持。

 考点提示 直丝弓矫治技术的临床步骤。

另外，在治疗过程中应该充分考虑支抗控制问题。减小矫治器系统的阻力（摩擦力），合理控制牙齿移动类型、适当增加支抗牙数目，必要时设计腭杆与舌弓等。

知识链接

隐形矫治技术

无托槽隐形矫治技术是20世纪90年代后期出现的一种新兴正畸矫治技术。1988年，美国成立爱齐公司，并于2000年开始用于轻度拥挤及间隙病例的矫治中。我国于2002年由首都医科大学附属北京口腔医院正畸科、清华大学机械工程系激光快速成型中心和北京时代天使生物科技有限公司共同协作自主研发出无托槽隐形矫治技术，并于2004年在国内临床推广和应用。该技术根据每个患者的口腔内牙齿排列情况，基于数字化三维重建与快速成型技术等现代先进的高科技技术，通过计算机辅助三维重建、诊断、设计和制造系统，制作出一系列个性化的透明矫治器，患者按照顺序佩戴，从而完成错殆畸形的矫治。该技术在美观性、舒适性、便捷性、疗效可预测性等方面均具有无可比拟的优越性，得到国内外口腔正畸界的广泛关注、应用和推广。随着隐形矫治技术的不断成熟，现已逐步应用于复杂病例的矫治中。

本 章 小 结

矫治器是实现错殆畸形矫治最重要的方法之一，矫治器的发展可以看作是口腔正畸学发展的缩影。矫治器通过力量纠正错殆畸形，抵抗矫治力反作用力的结构称为支抗。最常见分为活动矫治器和固定矫治器。活动矫治器由固位、加力、连接三部分组成，不同的活动矫治器设计可用于纠正多种错殆畸形，其中功能矫治器通过改变口面肌肉功能来实现矫治目标。固定矫治器是正畸矫治器中的一个主要类型，大都由带环（颊管）、托槽、矫治弓丝和附件四部分构成。20世纪60年代起，直丝弓矫治器逐渐发展起来，其托槽用于定位牙齿，减少了弓丝弯制，带来了诸多好处。此外，一些新型的矫治器也逐渐发展起来，例如舌侧矫治器、无托槽隐形矫治器，为正畸治疗带来了许多机遇。

习 题

一、单项选择题

1. 颌间支抗是指（ ）

A. 支抗牙与矫治牙在同一牙弓内，利用支抗牙作为支抗而使矫治牙移动

B. 以枕部、颈部、头顶部等作为支抗进行牙移动

C. 以上颌（上牙弓）或下颌（下牙弓）作为支抗来矫治对颌牙齿或是调整颌位关系

D. 利用种植体作为支抗来移动牙齿

E. 以上均不正确

2. 箭头卡环主要用于（ ）

A. 尖牙　　　　　　　　　　　B. 双尖牙

C. 第一磨牙　　　　　　　　　D. 第二磨牙

E. 前牙

3. 下述哪项不属于固定矫治器的优点（ ）

A. 固位良好，支抗充足

B. 能使多数牙移动，整体移动、转矩和扭转等移动容易

C. 能控制矫治牙的移动方向

D. 施力过大疼痛时，患者可自行卸下，避免损伤牙体牙周组织

E. 体积小，较舒适

4. 口外弓利用的是下述哪种支抗（ ）

A. 颌内支抗　　　　　　　　　B. 颌间支抗

C. 颌外支抗　　　　　　　　　D. 交互支抗

E. 差动力支抗

扫码"练一练"

5. 活动矫治器的加力部分不包括（ ）

A. 分裂簧　　　　　　　　　　B. 双曲舌簧

C. U 形簧　　　　　　　　　　D. 邻间钩

E. 双曲唇弓

6. 功能性矫治器的主要使用对象（ ）

A. 青春期　　　　　　　　　　B. 乳牙期

C. 成人期　　　　　　　　　　D. 替牙期

E. 恒牙期

7. 功能性矫治器，可矫治的错𬌗类型是（ ）

A. 牙列拥挤　　　　　　　　　B. 个别牙严重错位

C. 拔牙病例　　　　　　　　　D. 成人错𬌗者

E. 替牙期的安氏Ⅱ类错𬌗

8. 关于功能性矫治器，下列说法错误的是（ ）

A. 功能性矫治器是一种可摘矫治器

B. 功能性矫治器不产生任何机械力

C. 平面导板是一种简单功能性矫治器

D. 功能性矫治器主要用于口面肌肉功能异常所引起的功能性错𬌗畸形

E. 矫治年龄一般为 12 ~ 18 岁

9. 肌激动器又称（　　　）

A. 生物调节器   B. 功能调节器

C. Frankel 矫治器   D. FR- Ⅲ矫治器

E. Andresn 矫治器

10. 功能调节器，主要作用部位是（　　　）

A. 下颌位置   B. 上颌位置

C. 硬腭   D. 口腔前庭

E. 上下牙弓

11. 功能性矫治器每天最少戴用时间为（　　　）

A. 4 ~ 5h   B. 24h

C. 10 ~ 12h   D. 18h

E. 8 ~ 10h

12. 口外支抗类矫治器支抗部件不包括下列哪项（　　　）

A. 颈带   B. 头帽

C. 颊兜   D. 面具和面架

E. 橡皮圈

13. 前方牵引的力值一般是（　　　）

A. 300 ~ 500g   B. 150 ~ 250g

C. 50 ~ 100g   D. 500 ~ 1000g

E. 300 ~ 500g

14. 口外上颌前方牵引矫治器适用的患者是（　　　）

A. 安氏Ⅲ类骨性错𬌗，且上颌前部发育不足，正处于生长发育期的患者

B. 安氏Ⅲ类反𬌗的成人患者

C. 安氏Ⅲ类反𬌗的 18 岁以上患者

D. 安氏Ⅱ类错𬌗患者

E. 乳牙期安氏Ⅲ类错𬌗的患者

15. 舌习惯矫治器不能用于破除下述哪种口腔不良习惯（　　　）

A. 伸舌   B. 舔牙

C. 吐舌   D. 吮拇指

E. 偏侧咀嚼习惯

16. 下列哪项不是固定矫治器的组成部分（　　　）

A. 带环   B. 矫治弓丝

C. 托槽   D. 末端弯

E. 邻间钩

17. 活动矫治器的固位部件不包括（　　　）

A. 单臂卡环   B. 箭头卡环

C. 双曲舌簧   D. 邻间钩

E. 连续卡环

18. 下颌斜面连冠导板的斜面与上前牙纵轴交角一般为（　　）

A. 30 度

B. 45 度

C. 60 度

D. 75 度

E. 90 度

19. 下列矫治器中需要咬合重建的是（　　）

A. 上颌双侧合垫矫治器

B. 平面导板矫治器

C. Crozat 矫治器

D. 方丝弓矫治器

E. 功能性矫治器

20. 关于下前牙树脂联冠斜面导板的适应证正确的是（　　）

A. 主要用于矫治前牙反𬌗

B. 主要用于矫治下颌后缩

C. 主要用于恒牙列

D. 用于生长发育高峰期

E. 斜面与上前牙纵轴交角应大于 45°

21. 分裂簧是指（　　）

A. 是固位装置

B. 是连接装置

C. 是加力装置

D. 形态单一

E. 放置位置唯一且固定

二、多项选择题

1. 下列矫治器属于简单功能矫治器的是（　　）

A. 上颌斜面导板

B. 螺旋器分裂基托矫治器

C. 平面导板

D. 前庭盾

E. 唇挡

2. 矫治器应有下述哪种性能（　　）

A. 对口腔组织及颌面部无损害，不影响其生长发育和功能

B. 美观、舒适、耐用、易于清洁

C. 力量易于控制，便于调整

D. 材料有一定的强度，具有稳定的支抗

E. 产生持续的重力，加快牙齿的移动

3. 下列属于活动矫治器优点的描述是（　　）

A. 避免损伤牙体组织

B. 能使多数牙移动，整体移动、控根移动等较容易

C. 体积小，舒适

D. 可自行取戴，不影响美观

E. 容易保持矫治器清洁和口腔卫生

4. 下列属于固定矫治器优点的描述是（　　）

A. 固位良好，支抗充足

B. 能控制矫治牙的移动方向

C. 构造简单，制作容易

D. 能矫治较复杂的错𬌗畸形

E. 不影响发音和口语训练

5. 加强支抗的常用方法有（　　　）

A. 增加用作支抗牙齿的数目

B. 将支抗牙连成整体增强支抗

C. 增大活动矫治器的基托面积，保持与组织的密贴

D. 利用横腭杆、Nance 弓、舌弓来增强支抗

E. 加用口外唇弓支抗、种植体支抗来增强支抗

6. 活动矫治器的加力部分包括（　　　）

A. 副簧　　　　　　　　　　　　　B. 弓簧

C. 正畸螺旋簧　　　　　　　　　　D. 平面导板

E. 斜面导板

7. 常用的口外支抗矫治器有（　　　）

A. 后方牵引矫治器　　　　　　　　B. 前方牵引矫治器

C. J 形钩牵引矫治器　　　　　　　D. 垂直牵引矫治器

E. 头帽颏兜牵引矫治器

8. 下列关于箭头卡环的描述正确的是（　　　）

A. 又称亚当斯（Adams）卡环

B. 主要设计在前磨牙、尖牙及切牙上

C. 常用 0.7 ～ 0.9mm 的不锈钢丝弯制

D. 主要是利用卡环的箭头部分卡抱在基牙颊侧近远中倒凹区起固位作用

E. 弯制前需先修整牙龈乳头处的石膏

9. 根据作用目的矫治器可分为（　　　）

A. 机械性矫治器　　　　　　　　　B. 功能性矫治器

C. 矫治性矫治器　　　　　　　　　D. 预防性矫治器

E. 保持性矫治器

10. 种植支抗可应用于以下哪方面（　　　）

A. 最大程度内收前牙　　　　　　　B. 压低伸长磨牙

C. 远移磨牙　　　　　　　　　　　D. 压低切牙，改善露龈笑

E. 竖直磨牙，纠正锁𬌗

11. 下列关于双𬌗垫矫治器的说法正确的是（　　　）

A. 是一种可全天戴用的活动功能性矫治器

B. 用于替牙期、恒牙早期安氏 Ⅱ 类错𬌗病例

C. 矫治时机为恒牙列期

D. 戴用矫治器 4 ～ 6 周后即可开始分次磨低上颌𬌗垫

E. 刺激下颌生长，从而产生矫形效果

12. 下列关于前方牵引矫治器的说法正确的是（　　　）

A. 其结构包括口内部件和口外部件

B. 适用于上颌骨发育不足的 Ⅲ 类患者

C. 矫治力点及方向与患者自身情况密切相关

D. 牵引力的大小约为 300 ～ 500g 左右。

E. 每天牵引时间为 8h

13. 直丝弓矫治器的主要特点是（　　）

A. 所希望达到的牙齿位置，包括近远中的倾斜，唇（颊）舌向倾斜，以及内、外侧位置都已包含在托槽之内，不用在弓丝上弯制三种序列弯曲

B. 能有效地控制矫治牙各个方向的移动

C. 其基础是差动牙移动方式

D. 由于每个牙上都有托槽而弓丝嵌入摘钩后经结扎丝固定，牙弓由弓丝连成一整体，具有较大的支抗力

E. 利用了𬌗的生理磨耗

14. 前庭盾适用于（　　）

A. 适用于口呼吸、咬物、咬指习惯矫治

B. 用于唇功能训练

C. 用于上颌前突、牙弓狭窄及替牙早期下切牙舌倾矫治

D. 适用于恒牙期患者

E. 用于鼻呼吸功能障碍者

15. 螺旋扩弓器的功能是（　　）

A. 促进颌骨从前生长

B. 扩大双侧牙弓，螺旋器常置于牙弓中线

C. 扩大单侧牙弓，螺旋器常置于需扩大牙弓侧

D. 前牙及前牙弓唇向开展，螺旋器与牙弓前部垂直，基托前后分裂

E. 推磨牙向远中，螺旋器与牙弓后部平行，基托局部分裂

三、思考题

1. 根据矫治器的作用目的、力的来源及固位方式进行矫治器的分类。

2. 阐述常用的矫治性活动矫治器及其适应证。

（胡江天　杨树华）

第八章

常见错𬌗畸形的矫治

学习目标

知识目标

1. **掌握** 牙列拥挤、深覆𬌗的临床表现。

2. **熟悉** 拔牙矫治应考虑的因素；安氏Ⅲ类早期治疗的方法。

3. **了解** 牙弓扩展的方法；深覆盖的矫治方法。

技能目标

学会制作上颌𬌗垫式矫治器。

人文目标

具有人文关怀精神和临床正畸思维。

案例分析

【病案】

患者，男，36 岁，因牙齿拥挤、排列不齐，要求矫治。患者口内正面咬合照片和正面面相照片如下。

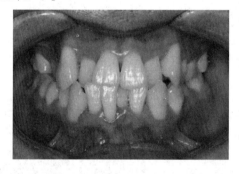 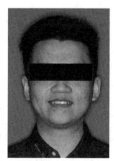

【讨论】

1. 患者的错𬌗畸形表现是什么？

2. 上述错𬌗畸形的危害是什么？

第一节　牙列拥挤

牙列拥挤是最常见的错𬌗畸形，60% ~ 70% 的错𬌗畸形患者存在牙列拥挤。患者除表现有牙列拥挤之外，还存在颌骨、牙弓间关系不调，并影响到患者的面型，有时还存在口颌系统功能异常。牙列拥挤分为单纯拥挤和复杂拥挤。

一、病因

造成牙列拥挤的原因为牙量、骨量不调，牙量（牙齿总宽度）相对大，骨量（齿槽弓总长度）相对小，牙弓长度不足以容纳牙弓中的全数牙齿。牙量、骨量不调受遗传与环境两方面的影响。

（一）种族演化

人类演化过程中咀嚼器官表现出退化减弱的趋势。咀嚼器官的减弱以肌肉最快，骨骼次之，牙齿最慢，这种不平衡的退化构成了人类牙齿拥挤的种族演化背景。

（二）遗传因素

牙齿及颌骨的大小、位置、形态在一定程度上受遗传的影响。以退化性状占优势，造成的牙齿拥挤与遗传因素有明显的关系。

（三）环境因素

乳恒牙的替换顺序、替换时间异常及口腔不良习惯对牙齿拥挤的发生起重要的作用，如长期咬下唇会造成下前牙舌倾合并拥挤。

扫码"学一学"

二、临床表现

牙列拥挤多表现为个别牙或者多个牙齿呈各个方向的错位，如唇（颊）舌向错位、近远中向错位、高低错位等（图8-1），可能影响牙弓的正常形态或上下牙弓关系。轻度牙列拥挤对患者面形影响不大；严重拥挤可使面形改变，如唇部外突，口唇闭合困难，开唇露齿等。部分患者因牙列拥挤导致上下牙弓殆关系紊乱而影响正常口腔功能，另外牙列拥挤不同程度地妨碍牙齿的清洁，易引发龋病、牙周疾病等。

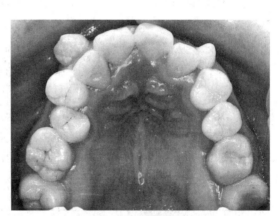

图 8-1 牙列拥挤

考点提示 牙列拥挤的临床表现。

三、诊断与矫治

（一）牙列拥挤的确定和矫治原则

牙列拥挤程度的确定依赖模型测量。替牙期参考使用 Moyers 预测法，恒牙期为牙弓应有长度与牙弓现有长度的差，常用方法有铜丝法和分规分段测量法。

牙列拥挤总的矫治原则是减少牙量或（及）增加骨量，使牙量与骨量趋于协调，同时兼顾牙、颌、面之间的协调性、稳定性和美观性。下面将详述减少牙量与增加骨量的具体方法。

（二）减少牙量

1. 减数拔牙

通过拔牙治疗中重度拥挤，以达到牙量与骨量协调。

拔牙矫治时应考虑以下因素。

（1）牙齿拥挤度　测量模型得出牙齿拥挤度。每 1mm 的拥挤需要 1mm 的牙弓间隙解除，拥挤度越大，拔牙的可能性越大。

（2）牙弓突度　使前突的切牙向舌侧移动，恢复正常位置时需要牙弓间隙。切牙切缘每向舌侧移动 1mm，需要有 2mm 的牙弓间隙。切牙越前突，拔牙的可能性越大。

（3）Spee 曲线高度　在下颌牙弓模型上测量 Spee 曲线高度。整平 1mm Spee 曲线约需要 1mm 的牙弓间隙。

（4）支抗磨牙的前移　在确定拔牙时应考虑到磨牙前移占据的拔牙间隙。若采用拔牙矫治，关闭间隙时支抗磨牙的前移是不可避免的。采用不同的措施可以控制磨牙前移的数量：采用强支抗时，磨牙前移占据的间隙不超过拔牙间隙的 1/4；使用中度支抗时为 1/4 ~ 1/2；使用弱支抗时至少为 1/2。

（5）垂直骨面型　面部垂直方向发育通常以下颌平面角来区分。

①均角型：FH–MP 平均 27.2°（±4.7°）。

②高角型：FH–MP>32°，为垂直发育过度。

③低角型：FH–MP<22°，为垂直发育不足。

在拔牙矫治中，高角病例和低角病例有不同考虑：高角患者拔牙标准可以适当放宽，低角患者拔牙要从严掌握。选择拔牙的牙位时高角与低角患者应区别对待：高角患者宜拔除靠后的牙齿，有利于垂直向的控制；低角患者宜拔除靠牙弓前部的牙齿，利于关闭拔牙间隙，打开咬合。

（6）矢状骨面型（图 8-2）　以鼻根、上唇基底及颏前部三点的连线判断患者颌骨的矢状向突缩程度。当三点成一条直线时，患者为直面型，上下颌骨突度基本正常；当三点连线成向后的夹角时为凸面型，下颌相对后缩；当三点连线成向前夹角时，患者为凹面型，下颌相对前突。

①直面型：上下牙弓形态、位置协调，如需要拔牙，通常是上下牙弓同时对称性拔牙。

②凸面型：矢状向上，下颌相对发育不足、上颌相对发育过度，为代偿骨骼不调，治疗时下颌切牙可适当唇倾，上颌拔牙相对靠前，下颌慎重拔牙或相对靠后拔牙。

③凹面型：矢状向上，上颌相对发育不足、下颌相对发育过度，治疗时可通过上切牙唇倾，下切牙舌倾，以代偿Ⅲ类骨骼畸形，上颌慎重拔牙或相对靠后拔牙。

（7）面部软组织侧貌　确定拔牙与非拔牙治疗时，需要对软组织侧貌进行评估，主要是评估鼻 – 唇 – 颏关系。

（8）生长发育　复杂拥挤，确定拔牙与否时应考虑生长发育。生长发育分析和判断病例当前所处的发育阶段，选择适宜的治疗手段。

（9）调整上下颌磨牙、尖牙及中线关系　拔牙治疗过程中应注意上下颌磨牙、尖牙及中线关系，矫治磨牙、尖牙及中线关系。

扫码"看一看"

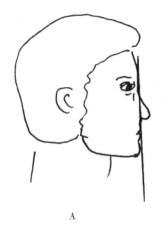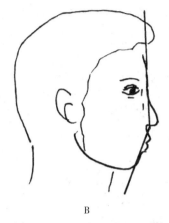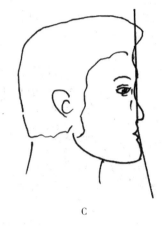

A　　　　　　　　　　　B　　　　　　　　　　　C

图 8-2　错殆畸形的矢状骨面型

A.直面型；B.凸面型；C.凹面型

考点提示　*减数拔牙应考虑的因素。*

2.牙体减径

即邻面去釉。适应证：轻度拥挤，颌骨位置不调不显著，牙冠呈切缘或殆面宽、颈缘窄，且邻面接触点近殆向的牙齿。上下牙 Bolton 指数不调，口腔卫生良好，龋坏少，不希望通过扩弓增加口唇丰满度的成年患者。禁忌证：釉质发育不良，患龋率较高的病例。从第一恒磨牙的近中开始向前，用砂条、正畸片切盘或细抛光钻磨除每颗牙齿邻接面的釉质 0.15 ~ 0.25mm，注意保持牙齿的外形，磨除釉质后局部抛光，并涂氟以降低龋患发生的可能。这样每颗牙齿近远中邻面去釉后可获得 0.3 ~ 0.5mm 的间隙，左右两侧第一恒磨牙之间可获得约 5mm 的间隙，足以解除轻度拥挤。

考点提示　*1.邻面去釉的适应证、禁忌证。*
*　　　　　　2.每颗牙齿邻面去釉的量。*

（三）增加骨量

扩展牙弓是增加骨量的主要措施，包括牙弓长度扩展与牙弓宽度扩展。

1.牙弓宽度扩展

牙列拥挤患者的牙弓宽度常比无拥挤者窄，使用扩大基骨和牙弓宽度的方法能获得排齐牙齿的间隙，并且可以保持稳定的效果。牙弓宽度扩展有 3 种类型：矫形扩展、正畸扩展和功能性扩展。

（1）矫形扩展　即上颌腭中缝扩展，分为快速及慢速扩弓，主要用于中重度牙列拥挤、上颌宽度不足、后牙反殆者。患者以 8 ~ 14 岁为宜，年龄越小，骨缝扩展效果越明显。目前使用最多的扩弓装置是 Hass 矫治器和 Hyrax 矫治器（图 8-3）。所谓快速扩大法，就是每天旋转螺旋 2 次，使螺距增加 0.5mm，这样很快可使矫形力积累达到上千克，2 ~ 3 周后即可使腭中缝增加 10mm 左右，临床上可见上颌中切牙间明显增大的间隙。慢速扩弓法，则是每隔 1 天加 1 次力，每周使上牙弓宽度增加 1mm，矫治力始终维持在 500 ~ 800g，临床上观察不到明显的上颌中切牙间隙。

（2）正畸扩展　通过后牙颊向倾斜移动使牙弓宽度扩大，每侧可得 1 ~ 2mm 间隙。上颌常用分裂基托矫治器（图 8-4），下颌多用金属支架活动矫治器。

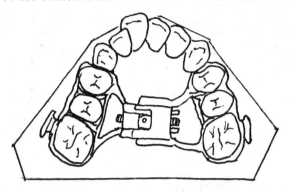 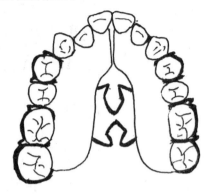

图 8-3　Hyrax 矫治示意图　　　　　　图 8-4　分裂基托矫治器示意图

（3）功能性扩展　功能调节器（FR，图 8-5）由于颊屏去除了颊肌对牙弓的压力，牙弓的宽度在舌体的作用下得以扩展，宽度增加可达 4mm。此种治疗往往需要从替牙早期开始并持续到青春快速期。

2. 牙弓长度扩展

牙弓长度扩展的方法主要有推磨牙向远中、切牙唇向移动等。推磨牙远中移动适用于因第一恒磨牙前移造成的轻中度牙列拥挤，磨牙为远中关系者。在第二磨牙牙根形成 1/2 时为最佳时机，一般上牙弓每侧可获得 3 ~ 6mm 的间隙。临床常用的矫治器有微螺旋种植钉、"摆"式矫治器（图 8-6）等。切牙唇向移动适用于切牙较为直立或者舌倾的牙列拥挤，可以使用活动矫治器推切牙唇向移动，也可使用固定矫治器在弓丝上弯制垂直开大曲或使用螺旋推簧唇向开展前牙。

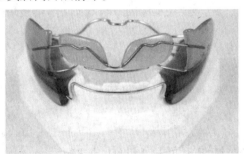 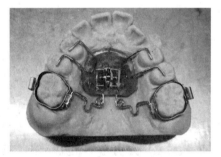

图 8-5　功能调节器　　　　　　　　图 8-6　"摆"式矫治器

 知识链接

正颌外科

正颌外科技术起源于欧洲，在 20 世纪六七十年代传入美国，到了 80 年代，已经可以将颌骨或牙槽骨部分进行三维方向的移动，80 年代，坚固内固定方法的采用使得正颌外科更易操作并增加了稳定性。在 20 世纪末，可以直接通过手术的方法，将引起错𬌗的颌骨进行纠正。术式大致分为 5 种：下颌前徙，下颌全部根尖下截骨前移，上颌后退，上颌前牙段根尖下截骨后退，上下颌手术的结合。

第二节　前牙深覆盖

前牙深覆盖指上前牙切端至下前牙唇面的最大水平距离超过 3mm 者。前牙深覆盖伴有磨牙关系远中、前牙深覆殆，是典型的安氏Ⅱ类 1 分类错殆；前牙深覆盖、磨牙关系中性的情况在临床上较少，如下乳磨牙早失造成下磨牙前移，使原本为安氏Ⅱ类 1 分类错殆的磨牙表现为中性关系；另外，上前牙唇向错位、下前牙舌向错位或者下切牙先天缺失的安氏Ⅰ类错殆也会出现前牙深覆盖的症状。

一、病因

造成前牙深覆盖的原因是上下颌（牙弓）矢状关系不调、上颌（牙弓）过大或位置靠前、下颌（牙弓）过小或位置靠后。上下颌骨（牙弓）关系不调受遗传与环境两方面的影响。

（一）遗传因素

安氏Ⅱ类错殆上下颌前牙比、后牙比、全牙比均小于安氏Ⅰ类和Ⅲ类，反映Ⅱ类错殆上颌牙齿相对于下颌牙齿不成比例的偏大。另外，上前牙区多生牙、下切牙先天缺失也可致前牙深覆盖。因牙齿大小、数目异常所造成的错殆受遗传较强的控制。严重的骨骼畸形，如下颌发育过小、上颌发育过大也受遗传因素明显影响。

（二）环境因素

1. 局部因素

包括口腔不良习惯和替牙障碍。一些口腔不良习惯如长期吮拇指、咬下唇等可造成上前牙唇倾、拥挤，前牙深覆盖；继发的覆盖下唇习惯可加重畸形的发展。下乳磨牙早失可导致下牙弓前段变小，前牙覆盖增大；萌出顺序异常，例如上第一恒磨牙早于下第一恒磨牙萌出，或者上第二恒磨牙早于下第二恒磨牙或上尖牙萌出，均有可能造成远中殆关系，使前牙呈深覆盖。

2. 全身因素

鼻咽部疾病如慢性鼻炎、腺样体肥大等造成上气道狭窄而以口呼吸代之，逐渐形成口呼吸习惯。口呼吸时，头部前伸，下颌连同舌下垂、后退，久之形成下颌后缩畸形；由于上前牙唇侧和上后牙腭侧失去正常压力，而两侧颊肌被拉长压迫上牙弓，可形成上牙弓狭窄、前突、腭盖高拱，最终表现出前牙深覆盖、磨牙关系远中。全身疾病如钙磷代谢障碍、维生素 D 缺乏病等，肌肉及韧带张力弱，引起上牙弓狭窄，上前牙前突和远中关系。

二、分度及类型

（一）前牙深覆盖分度

Ⅰ度：上切牙切端至下切牙唇面的最大水平距离为 3 ~ 5mm。

Ⅱ度：上切牙切端至下切牙唇面的最大水平距离为 5 ~ 8mm。

Ⅲ度：上切牙切端至下切牙唇面的最大水平距离在 8mm 以上。

（二）前牙深覆盖的分型

按病因机制将深覆盖分为 3 型。

1. 牙型（性）

前牙深覆盖主要是因为上下前牙位置或数目异常造成，如上前牙唇向、下前牙舌向错位；或者上颌前部多生牙或下切牙先天缺失等。此种牙齿原因造成的前牙深覆盖一般没有上下颌骨之间以及颅面关系的不调，磨牙关系中性，治疗较简单。

2. 功能型（性）

于神经肌肉反射引起的下颌功能性后缩。异常的神经肌肉反射可因口腔不良习惯引起，也可因殆因素导致。如当上牙弓尖牙和后牙段宽度不足时，下颌在尖窝交错殆时被迫处于后缩的位置，形成磨牙关系远中、前牙深覆盖。功能性下颌后缩，上颌一般正常，当下颌前伸至中性磨牙关系时，上下牙弓矢状关系基本协调，面型明显改善。此型错殆多数预后良好。

3. 骨型（性）

由于颌骨发育异常导致上下颌处于远中错殆关系。

考点提示 前牙深覆盖的分度。

三、治疗

（一）早期矫治

1. 尽早去除病因，破除各种口腔不良习惯，治疗鼻咽部疾病等。

2. 对导致前牙深覆盖的牙齿问题进行处理，例如拔除上颌多生牙、上前牙前突合并牙间隙时的间隙关闭、下前牙舌向倾斜合并拥挤的开展间隙排齐、上牙弓宽度不足的横向开展等。

3. 对于存在上下颌骨关系不调的安氏Ⅱ类1分类前牙深覆盖患者进行矫形治疗以影响颌骨的生长。

（1）促进下颌向前生长　Ⅱ类错殆的主要因素是下颌后缩，因此，对大多数Ⅱ类错殆病例，近中移动下颌是矫正前牙深覆盖、远中磨牙关系和增进面部和谐与平衡的有效方法。下颌骨是人体所有骨骼中生长持续时间最长的骨骼，男性一直要到23岁，女性到20岁。从替牙期到恒牙早期，下颌经历了生长快速期，下颌总长度和下颌相对于颅底的突度均有明显的增大。在此阶段宜采用功能矫治器如肌激动器（Activator矫治器）、Herbst矫治器、双殆板矫治器（Twin block矫治器）促进下颌的向前生长，对许多Ⅱ类错殆前牙深覆盖和远中磨牙关系的矫正起到很好的作用。恒牙列完全建殆之后，下颌的生长量大部分完成，但仍保留一定的生长潜力，下颌长度与相对于颅底的突度仍有小量的增大，这是恒牙早期病例的治疗中可以利用的。

（2）远中移动上颌与抑制上颌向前生长　若Ⅱ类错殆是因上颌骨位置靠前引起，需要抑制上颌的发育，同时促进下颌向前发育，最终建立正常的上下颌矢状关系。

（3）后部牙－齿槽高度的控制　除颌骨矢状关系不调外，Ⅱ类错殆常常伴有颌骨垂直关系不调。根据几何学原理，后部牙－齿槽高度减小，下颌将向前向上旋转，下颌平面角减小，颏点位置前移，这对高角病例的治疗有利。相反，后部牙－齿槽高度增加，下颌将向后向下旋转、下颌平面角增大，颏点位置将后移，这对低角病例的治疗有利而不利于高角病例侧貌的改善。口外唇弓通过改变牵引力的方向对后部齿槽高度的控制能起到较好的作用。高角病例使用高位牵引，低角病例使用颈牵引，均角病例使用水平牵引。功能性矫治器，治疗中后部齿槽高度增加、下颌平面角增大的情况常常发生。因此对以下颌后缩为主、下颌平面角较大的Ⅱ类高角病例，临床上常常将高位牵引口外唇弓与肌激动器联合使用。

对于生长发育期的儿童，口外力主要通过以头帽或颈带为支抗的口外弓作用于上颌第一磨牙。口外弓戴用时间为每天 12 ~ 14h，力量为每侧 350 ~ 450g，过大的力量（超过 1000g）会对牙齿及支抗结构造成伤害而不增加对颌骨生长改良的效果。牵引力的方向应根据患者的垂直向关系而定。牵引力向下、向后，将会加速上颌的垂直向生长，并使下颌向下、向后生长。牵引力向上、向后将会限制上颌骨的垂直向生长。在使用口外力时，力量直接作用于上磨牙上，不可避免地引起上磨牙的远中移动，但应注意尽量使磨牙整体移动。

改变颌骨生长的最佳治疗时间在青春生长迸发期前 1 ~ 2 年。由于改变生长是有限度的。大多数有颌间关系不调的安氏Ⅱ类1分类前牙深覆盖病例需要在恒牙早期进行二期综合性矫治。

考点提示 ▶ 每天戴用口外弓的时间。

（二）掩饰性治疗

1. 原则

恒牙早期前牙深覆盖病例大多数为安氏Ⅱ类1分类错𬌗，伴有不同程度的颌骨及颅面关系不调。轻度或中度骨骼关系不调时，正畸治疗常常需要减数拔牙（图 8-7），在间隙关闭过程中，通过上下牙齿、前后牙齿的不同移动，代偿或掩饰颌骨的发育异常。通过不拔牙进行牙齿掩饰性治疗而较为成功的病例不多，患者后牙的Ⅱ类咬合小于半个牙，且深覆盖程度较轻，而且牙弓内应有足够的间隙。想取得间隙的另外一种（除拔牙外）方法就是上颌磨牙远移（图 8-8），以提供足够的间隙使上切牙内收和调整唇颊向咬合。上颌磨牙的整体远移，是对传统正畸生物力学方法的巨大挑战。近来关于种植支抗钉的发展，使得这一选择变得切实可行。

对于尚处于青春生长迸发期前或刚刚开始的部分患者，可以抓紧时机，进行矫形生长控制。严重的骨骼异常需要在成年之后进行外科正畸。

2. 恒牙期安氏Ⅱ类1分类错𬌗正畸治疗的目标

（1）解除可能存在的牙列拥挤，排齐牙列。

（2）减小前牙的深覆𬌗。

（3）减小前牙的深覆盖。

（4）矫正磨牙远中关系。

为达到这一矫治目标，需要拔牙提供间隙。常用的拔牙模式是减数，上牙弓拔牙间隙主要用于前牙后移，必要时可以种植钉加强支抗，减小覆盖；下牙弓拔牙间隙主要用于后牙前移、矫正磨牙关系。

3. 正畸治疗过程

恒牙期减数治疗或上颌磨牙整体远移的矫治方法多采用固定或隐形矫治器，可以收到很好的治疗效果。矫治过程分为 3 个阶段：排齐和整平牙弓；关闭拔牙间隙（减数拔牙者），同时矫正前牙深覆盖与远中磨牙关系；关系的精细调整。

病例 1

安氏 Ⅱ 类错𬌗，前牙深覆盖，上下牙列轻度拥挤。拔除 14，24，固定矫正前后（图 8-7）。

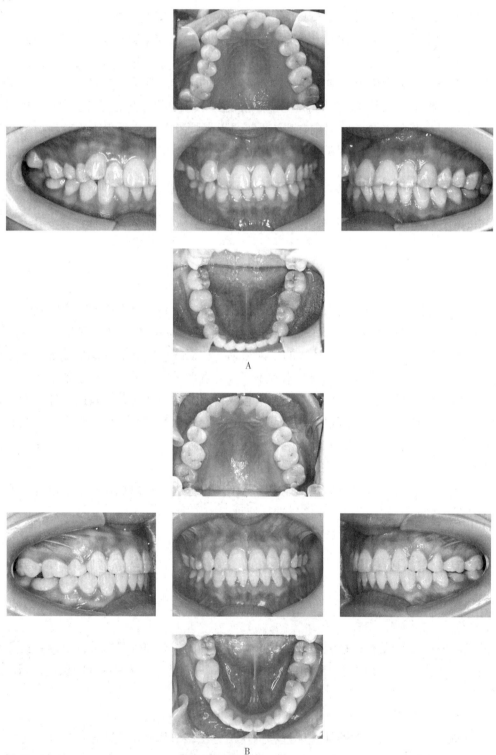

图 8-7　拔除 14，24 治疗安氏 Ⅱ 类错𬌗前后像

A. 矫治前；B. 矫治后

病例 2

安氏 II 类错拾,前牙深覆拾、深覆盖。采取不拔牙、上颌磨牙整体远移的方法,固定矫正前后(图 8-8)。

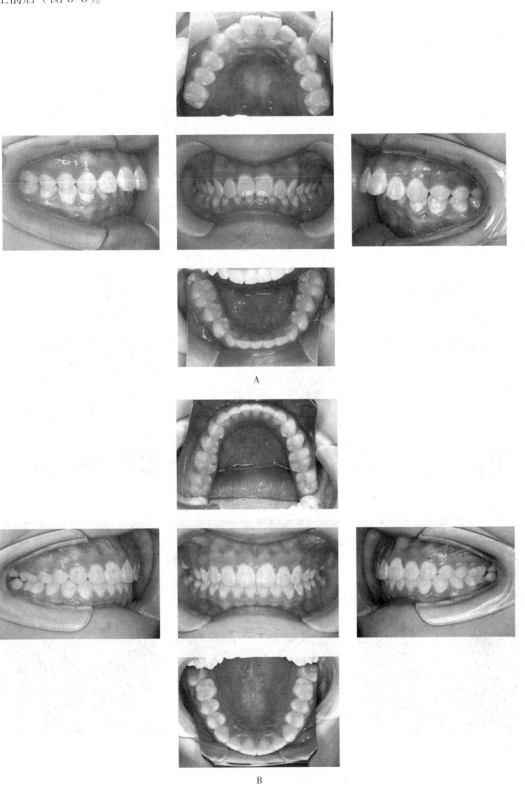

图 8-8 不拔牙掩饰性治疗安氏 II 类错拾

A. 矫治前;B. 矫治后

（三）正畸 - 正颌联合治疗

许多生长潜力较小或已无生长潜力的具有骨性Ⅱ类问题的患者，不能单纯使用正畸治疗进行矫正，此种错牙合患者至少存在如下两个特点中的一个。一是骨性不调非常严重，牙齿需要大幅度移动（上颌内收或下颌前移），以达到一个稳定的治疗结果或不能获得美观的颜面外形。二是无法采用牙齿掩饰性治疗，切牙拥挤或突出非常严重而需要下颌所有的拔牙间隙来解决这些问题，而无余留间隙使上颌牙内收或下颌牙前移。

在为正颌外科作准备时，有必要去除所有的牙齿性代偿，使牙齿能够位于基骨上适宜的位置。不同于牙齿掩饰性治疗是寻求牙齿的代偿（上颌牙后移，下颌牙前移）以解决骨性Ⅱ类问题，而术前的正畸准备经常需要去除自然的牙齿代偿，这通常意味着术前制定好的牙齿移动方向与牙齿掩饰性治疗牙齿的移动方向恰好相反，需要下颌牙内收。对于有争议的骨性Ⅱ类问题，应避免过度的牙齿掩饰性治疗，因为通过正畸治疗后无法达到一个良好的治疗结果，就需要重新将牙齿向相反的方向移动，为其后的正颌手术作准备。因此，对于这样的患者，应该有一个系统的治疗计划。如果不能确保牙齿掩饰治疗结果的成功，那么就可以选择正畸治疗与正颌手术（图 8-9）相结合的方法来解决骨性Ⅱ类问题。

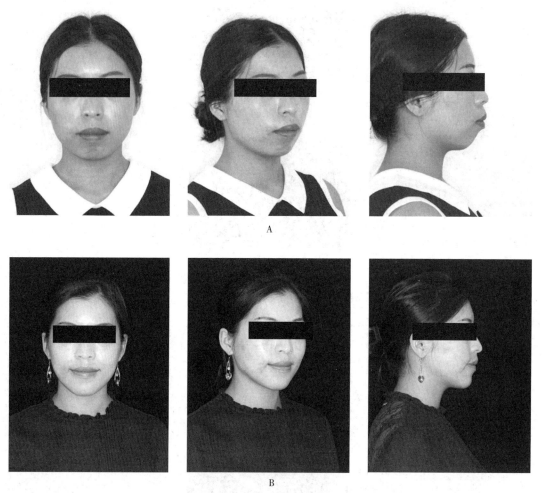

图 8-9　骨性Ⅱ类错牙合正颌手术前后面相

A. 正颌手术前；B. 正颌手术后

第三节　深覆殆

深覆殆是一种上下颌牙弓的垂直关系的异常，指的是上前牙切缘盖过下前牙牙冠长度 1/3 者或下前牙咬殆于上前牙舌侧 1/3 以上者。

一、病因

1. 全身因素

儿童时期全身慢性疾病所致颌骨发育不良，后牙萌出不全，后牙槽高度也不足，而前牙尚继续萌出，前牙槽高度过大，下颌骨向前向上旋转。

2. 遗传或先天因素

上颌发育过大；下颌形态异常；下颌骨向前向上旋转。

3. 磨牙严重颊舌向错位，或后牙过度磨耗，使垂直距离降低。

4. 口腔不良习惯

咬下唇，对下前牙舌向压力会造成下牙弓及下颌向前发育障碍，形成下前牙区的拥挤、前牙深覆殆、下颌后缩等畸形。

5. 多数乳磨牙或第一恒磨牙早失

降低了颌间距离，同时缺乏咀嚼力的刺激，影响颌骨及牙槽的发育。

6. 下颌切牙先天缺失

上前牙无正常接触而过度萌出。

二、深覆殆分度

临床上将深覆殆分为以下 3 度。

Ⅰ度：上前牙牙冠覆盖下前牙唇面超过切 1/3 而不足 1/2，或下前牙切缘咬合于上前牙舌面切超过切 1/3 而不足 1/2 者。

Ⅱ度：上前牙牙冠覆盖下前牙唇面超过切 1/2 而不足 2/3，或下前牙切缘咬合于上前牙舌面切超过切 1/2 而不足 2/3 者。

Ⅲ度：上前牙牙冠覆盖下前牙唇面超过切 2/3，或下前牙切缘咬合于上前牙舌面切超过切 2/3 者。

三、临床表现

以安氏Ⅱ类 2 分类为例简述其临床表现。

1. 面型

一般呈短方面型，面下 1/3 较短，下颌平面角小，咬肌发育好，下颌角区丰满，颏唇沟深。

2. 牙

上切牙垂直或舌倾，上尖牙唇向，上牙列拥挤，下切牙内倾拥挤。

扫码"看一看"

3. 牙弓

上下牙弓呈方形，切牙内倾致牙弓长度变短，下牙弓矢状曲线曲度过大；上牙弓因切牙内倾，矢状曲线常呈反向曲线。

4. 咬合

前牙呈深覆𬌗，覆盖常小于3mm，前牙呈严重的闭锁𬌗（图8-10）。

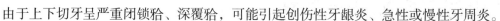

图8-10 前牙深覆𬌗

5. 磨牙关系

由于下颌被迫处于远中位，常呈远中关系；如仅为牙弓前段不调，磨牙可能呈中性关系。

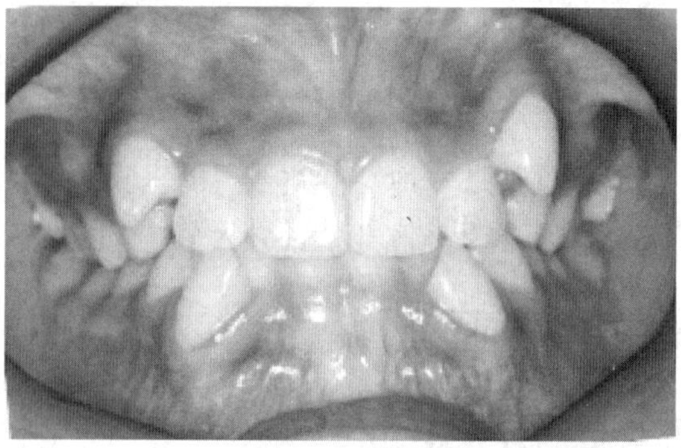

6. 口腔内软组织

由于上下切牙呈严重闭锁𬌗、深覆𬌗，可能引起创伤性牙龈炎、急性或慢性牙周炎。

7. 颞下颌关节

下颌运动长期受限者，可出现咬肌、颞肌、翼内肌压痛、张口受限等颞下颌关节紊乱疾病。

考点提示 深覆𬌗的分度、临床表现。

四、诊断

为了更好地进行诊断分析，将深覆𬌗分为牙性和骨性两类。

1. 牙性

上下颌前牙及牙槽嵴过长，后牙及牙槽嵴高度发育不足；上前牙牙轴垂直或舌倾，下前牙有先天缺牙或下牙弓前段牙列拥挤致下牙弓前段缩短；磨牙关系可能为中性、轻度远中或远中；面部畸形不明显。

2. 骨性

除牙型表现外，同时伴颌骨与面部的畸形，面下1/3畸形明显。

五、矫治目标

1. 解除拥挤及排列不齐。
2. 解除前牙牙龈创伤及矫正切牙倾斜度。
3. 矫正后牙远中关系。

其中解除拥挤和排列不齐的方法见安氏Ⅰ类错𬌗的矫治，值得一提的是，切牙由舌倾矫正至唇倾时，会给牙弓提供一部分间隙，同时切牙唇倾也有助于减小深覆𬌗。切牙唇倾可通过前牙唇向开展或通过方丝产生根舌向转矩来实现，后者实现的难度较大，但稳定性大于前者。后牙远中关系的矫正参见安氏Ⅱ类1分类错𬌗的矫正。

六、矫治方法

（一）替牙期及恒牙初期早期矫治

1. 牙性深覆殆

由于牙或牙槽在垂直向发育异常引起。

（1）治疗原则 改正切牙长轴，抑制上下切牙的生长，促进后牙及牙槽嵴的生长。

（2）治疗方法 常用上颌活动矫治器，平面导板上附双曲舌簧（图8-11），矫正上切牙内倾的同时矫正深覆殆。平面导板戴入后，下前牙与平面导板均匀接触，上下后牙分离约3～4mm。肌力增大，从而促进后牙和周围牙槽组织的垂直向生长，增高后牙高度；下前牙的生长受到限制，达到矫治深覆殆的目的。上颌平面导板矫治器必须全天戴用才能收到良好的治疗效果。深覆殆改善后，视下颌情况作活动或固定矫治器排齐下前牙，改正下切牙内倾和曲度过大的矢状曲线。

2. 骨性深覆殆

除牙或牙槽在垂直向发育异常外，同时伴有上下颌骨间位置的失调。

（1）治疗原则 首先矫正内倾的上前牙，解除妨碍下颌骨发育的障碍，引导颌面部正常生长，刺激后牙及牙槽嵴的生长，抑制前牙及牙槽嵴的生长。

（2）治疗方法 可使用上颌活动矫治器或固定矫治器，先粘上颌托槽以矫正上切牙长轴，解除闭锁；如覆殆深，可同时在上牙弓舌侧作平面导板，打开后牙咬合以利后牙生长，并使下颌自行向前调整，待上切牙长轴矫正，深覆殆改善后，作下颌固定矫治器排齐下牙列并矫正矢状曲线；如仍为远中关系，可进行Ⅱ类牵引，如后牙长度仍不足时，可在双侧后牙作垂直向牵引以刺激牙及牙槽嵴的生长。

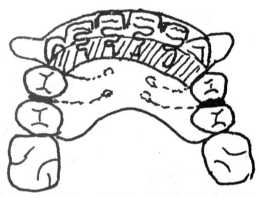

图8-11 平面导板上附舌簧矫治器示意图

（二）恒牙后期及成年人

此时生长发育已基本结束，治疗重点应是矫正牙及牙槽嵴的异常。但使用的矫治力应更轻、更柔和，以利于牙周组织改建。

1. 牙性深覆殆

可用固定矫治器，先矫正内倾的上颌切牙以解除对下颌的锁结，上牙弓舌侧可附平面导板打开后牙咬合以矫正深覆殆。咬合打开后再粘下颌托槽排齐下牙列，改正殆曲线使上下前牙建立正常的覆殆、覆盖关系。

2. 骨性深覆殆

成人骨性深覆殆，特别是前、后面高比例过大，下颌平面角小的患者，治疗十分困难。严重的骨性深覆殆患者打开咬合、改正深覆殆难度很大，必要时可以采用外科－正畸治疗。

第四节 安氏Ⅲ类错𬌗

安氏Ⅲ类错𬌗是临床较为常见的错𬌗畸形，分为前牙反𬌗和后牙反𬌗，在亚洲人群中有较高的发病率。中华口腔医学会 2000 年的调查表明，中国人群安氏Ⅲ类错𬌗乳牙列发病率为 14.94%，替牙列为 9.65%，恒牙列为 14.98%。

安氏Ⅲ类错𬌗的预后较为困难，临床常见一些患儿从乳牙期开始早期治疗，直至恒牙期，反𬌗最终未完全解除，或者早期反𬌗得到矫正，随着替牙完成，反𬌗又复发，最终不得不在成人期接受正颌手术治疗。因此，临床上安氏Ⅲ类错𬌗的诊断、治疗均具有挑战性。

一、前牙反𬌗

前牙反𬌗有个别前牙反𬌗和多个前牙反𬌗，个别前牙反𬌗常合并牙列拥挤，多个前牙反𬌗，是上前牙与下前牙呈一种反覆𬌗和反覆盖关系，是一种错𬌗关系。

（一）病因

1. 全身性疾病

垂体功能亢进、佝偻病等影响骨骼生长和代谢的全身性疾病，也可伴有前牙反𬌗。

2. 口腔不良习惯

咬上唇、伸舌、习惯性下颌前伸、吮指以及人工喂养姿势的不正确都可能造成前牙反𬌗。

3. 乳牙及替牙期局部障碍

乳牙龋病及其引起的乳牙及替牙期的局部障碍，是形成前牙反𬌗的一个重要的后天因素。

4. 呼吸道疾病

慢性扁桃体炎、腺样体增生、肿大，为保持呼吸道通畅和减小压迫刺激，舌体常向前伸并带动下颌向前，形成前牙反𬌗、下颌前突、磨牙近中关系。

5. 遗传因素

前牙反𬌗有明显家族聚集现象。

6. 先天因素

唇腭裂、梅毒、巨舌症等常伴有前牙反𬌗。

（二）临床表现

按照致病机制，安氏Ⅲ类错𬌗前牙反𬌗可以分为牙性、骨性、功能性反𬌗，其临床表现也有所不同。

1. 牙源性

单纯的前牙反𬌗，反覆盖较小，磨牙关系为中性或近中关系（图 8-12），下颌的形态、大小基本正常；多由于牙齿萌出或替换过程中的局部障碍引起。

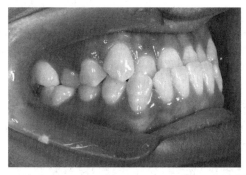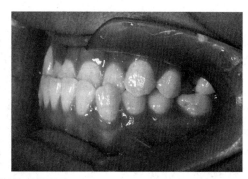

图 8-12　牙源性前牙反殆

2. 骨源性

前牙反殆伴反覆盖大，磨牙为近中错殆，并伴有颌骨畸形。可表现为下颌角钝，下颌体长，下颌支短或上颌前部发育不足。颏部明显前突，下颌常不能自行后退。侧貌多呈凹面型，有时还伴有开殆畸形；多由遗传和疾病等因素所致。

3. 功能性

下颌形态和大小基本正常，下颌可后退至前牙对刃关系，由于后牙咬殆干扰、早接触、口腔不良习惯、不正确的喂养姿势及扁桃体肥大等原因而引起下颌功能性过度前伸造成下颌前突和前牙反殆，称之为假性下颌前突，如不及早矫治，日久可能发展成真性下颌前突。

（三）前牙反殆的鉴别诊断

牙源性、功能性和骨源性因素是引起前牙反殆的结构因子，正确的鉴别诊断关系到治疗方法、治疗时机的选择及预后。

1. 家族史

非骨性安氏Ⅲ类错殆前牙反殆患者一般没有家族史，但有些功能性安氏Ⅲ类错殆前牙反殆在亲属中也有类似的错殆表现。骨性安氏Ⅲ类错殆前牙反殆常常存在家族史。患者的直系亲属中可能有类似的错殆表现。因此，家族史只能作为鉴别骨性与非骨性安氏Ⅲ类错殆前牙反殆一个参考指标。

2. 下颌的功能性移位

下颌的功能性移位是指在正中殆位时前牙为反殆关系，而至正中关系位时，下颌可以后退至前牙对刃位。功能性安氏Ⅲ类错殆前牙反殆患者具有下颌功能性移位。骨性Ⅲ类错殆一般不存在功能性移位或者下颌不能完全后退至前牙对刃关系。普遍认为有下颌功能性移位的骨性Ⅲ类错殆前牙反殆患者，其预后较好。

3. 面型

牙源性Ⅲ类错殆前牙反殆是由于上下切牙位置异常所致，临床上呈直面型。功能性Ⅲ类错殆前牙反殆患者在正中殆位时，往往表现为凹面型，而当下颌后退至前牙对刃关系位时，面型明显改善，甚至成为直面型。骨源性Ⅲ类错殆前牙反殆表现为明显的Ⅲ类面型，即便下颌功能性后退，依然表现为Ⅲ类面型，即凹面型。

4. 下颌平面角

非骨性Ⅲ类错殆前牙反殆下颌平面角往往较平坦，为正常下颌平面角或低的下颌平面角。而骨性Ⅲ类错殆前牙反殆则下颌平面角较为陡峭，常为高下颌平面角。

5. 磨牙关系

牙性Ⅲ类错殆前牙反殆往往因下颌磨牙近中移动而成Ⅲ类磨牙关系；功能性Ⅲ类错殆前

牙反𬌗磨牙为中性磨牙关系，也可为轻度Ⅲ类磨牙关系，下颌功能性后退以后，磨牙往往变为中性关系。而骨性Ⅲ类错𬌗前牙反𬌗磨牙多为明显的Ⅲ类磨牙关系，即便下颌的功能性后退，磨牙依然为Ⅲ类关系。

6. 前牙覆𬌗覆盖关系

牙性、功能性Ⅲ类错𬌗前牙反𬌗反覆盖较小，反覆𬌗较大，下颌功能性后退后，切牙往往能达到切对切的关系。骨性Ⅲ类错𬌗前牙反𬌗反覆𬌗一般较小，反覆盖较大，即使下颌后退，也很难达到切对切的关系。

7. 上下切牙的代偿

非骨性安氏Ⅲ类错𬌗前牙反𬌗上切牙较直立或舌倾，下切牙唇倾或直立。骨性Ⅲ类错𬌗前牙反𬌗表现为明显的切牙代偿，即上前牙的唇向倾斜和下前牙的舌向倾斜。这种切牙的代偿是为了补偿上下颌骨本身的畸形。

8. 头影测量项目

对于下颌功能性后退的安氏Ⅲ类错𬌗前牙反𬌗患者，正中𬌗位拍摄的头影测量片由于掩盖了上下颌骨前后向位置异常的真实情况，因此诊断的参考价值不大，而正中关系位（下颌后退位）拍摄的头影测量片的测量结果才能作为鉴别诊断参照标准。通常牙性Ⅲ类错𬌗前牙反𬌗上、下颌骨的大小、形态、位置正常，骨性Ⅲ类错𬌗前牙反𬌗存在有上颌发育不足或下颌发育过度；而功能性Ⅲ类错𬌗前牙反𬌗早期可不伴有骨骼异常，但随着畸形发展，上下颌骨可呈现不同程度异常。

二、后牙反𬌗

后牙反𬌗可发生在乳牙期或恒牙期，可发生在单侧（图8-13），也可发生在双侧。有个别后牙反𬌗，也有多数后牙反𬌗。

（一）病因

1. 乳磨牙滞留或早失引起继替恒牙萌出位置异常，上后牙舌向错位或下后牙的颊向错位，导致个别后牙反𬌗。

2. 偏侧咀嚼习惯，可导致咀嚼侧多数后牙反𬌗。

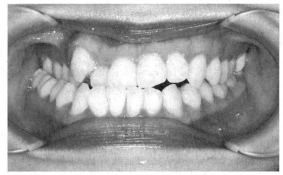

图8-13　单侧后牙反𬌗

3. 长期有一侧托腮的习惯，对下颌的一侧不正常压力，可使下颌逐渐偏向另一侧，引起另一侧多数后牙反𬌗。

4. 替牙期有咬合干扰的引起下颌偏斜，单侧后牙反𬌗。

5. 口呼吸患者上牙弓狭窄，双侧多数后牙反𬌗。

6. 腭裂患者，上颌骨、牙弓宽度发育不足，双侧后牙反𬌗。

7. 巨舌症导致下牙弓过宽，后牙反𬌗。

8. 髁突良性肥大，容易引起下颌偏斜，单侧后牙反𬌗。

（二）临床表现

可见单侧后牙反𬌗或双侧后牙反𬌗，亦可合并前牙反𬌗。并累及咬合功能、颌面部发育及颞下颌关节。

1. 个别后牙反殆

对咀嚼功能及颌骨影响不大，但可能对颞下颌关节有不良影响。

2. 多数后牙反殆

对咀嚼功能、颌面部发育及颞下颌关节均有影响。

3. 单侧多数后牙反殆

常合并前牙反殆，其下切牙中线、颏部及下颌多偏向患侧，导致颜面左右不对称。后牙反殆牙数愈多，反殆的程度愈严重，对咬殆的锁结作用及对咀嚼的功能障碍也愈大，对颌骨的发育及关节的影响也愈大，严重者其前颌骨发育不足，颜面的侧面还会呈现凹面型。

4. 多数后牙反殆合并前牙反殆

其前颌骨发育不足，颜面的侧面还会呈现凹面型。

5. 双侧多数后牙反殆

上牙弓及上颌骨宽度发育多受限制，上颌弓狭窄，面部表现狭长，但左右对称。

三、矫治方法

（一）乳前牙反殆早期矫治

早期反殆的患儿多为牙性及肌性反殆，如果不进行治疗，上颌骨的生长长期受障碍，下颌骨不断往前生长，则可形成安氏Ⅲ类骨性反殆，同时随着时间的增长，牙颌畸形将越来越严重，治疗也越来越困难。因此，反殆患者应尽早矫治以阻断畸形的发展。

1. 调殆

乳前牙反殆应尽早矫治，可以早到患儿合作的时候，一般在4岁左右即可进行矫治。如果矫治的时间太晚（6～7岁），乳牙根已吸收则给治疗带来困难。乳前牙反殆，反覆殆浅者，可采用调磨法，即调磨下切牙切缘的舌侧部分、上切牙切缘的唇侧部分，使上下前牙解除反殆锁结关系。应特别注意调改未磨耗的乳尖牙，以便下颌闭合运动时无咬合干扰而回到正常的位置，同时应训练患儿克服前伸下颌的习惯。

考点提示 ▷ 乳前牙反殆治疗的最早年龄。

2. 上颌殆垫式矫治器

乳前牙反殆，反覆殆中度者，可选用附双曲舌簧的上颌殆垫式活动矫治器（图8-14）推上前牙向唇侧并后退下颌，殆垫的高度以脱离前牙反殆的锁结关系为宜，注意双曲舌簧的弹簧平面应与上切牙长轴垂直，靠近牙颈部，使用轻微的矫治力。当反殆解除后应及时磨低殆垫以免殆垫压低后牙，且有利于治疗效果的稳定。矫治器一般1～2周复诊加力一次，每次打开舌簧1mm，嘱吃饭时必须戴用矫治器，反

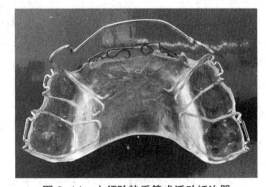

图8-14 上颌殆垫舌簧式活动矫治器

殆解除后应注意调改上下乳前牙的咬合早接触点，特别是过高的乳尖牙牙尖，一般在3～6个月内能完成矫治。

3. 下颌联冠式斜面导板

乳前牙反𬌗，反覆𬌗较深者，可以设计下颌联冠式斜面导板（图 8-15），一般在 6 个下前牙上做，下前牙联冠向后上延伸一斜面至反𬌗的上切牙舌侧，斜面与上切牙长轴成 45° 以引导上切牙向唇侧，下颌后退至正常位置。斜面不能太平，否则会造成垂直压入分力过大，不仅压低了切牙，也无引导上切牙向唇侧的力；斜面的斜度也不能太大，斜度过陡时，上切牙受力过大，不利于上切牙调整。特别注意有时个别反𬌗患儿戴用联冠斜面导板后，前伸下颌将斜面咬在上切牙的唇侧，加重了畸形并使下颌更向前伸。由于戴下切牙联冠斜面导板后，后牙咬合打开，后牙可以继续萌出，对改正前牙深覆𬌗有利。下颌联冠斜面导板一般是粘接在下前牙上，2～3 周内畸形可明显改善，有时可在反深覆𬌗改正之后，为方便患者进食改为𬌗垫式矫治器继续推上切牙向唇侧，使前牙反𬌗完全纠正。

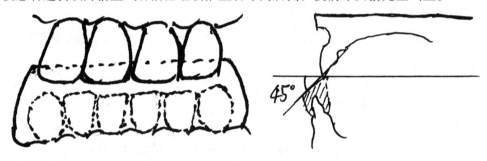

图 8-15　下颌联冠斜面导板矫治器示意图

（二）混合牙列期个别切牙反𬌗的矫治

混合牙列期个别切牙反𬌗，多系乳牙迟脱而使个别上颌切牙舌向错位与下切牙呈反𬌗关系或下切牙唇向错位与上切牙呈反𬌗关系。

1. 咬撬法

适用于 1～2 个刚萌出且反𬌗的切牙，上切牙长轴垂直或内倾，下切牙可能轻度唇向错位，反覆盖小，正在建立反覆𬌗或反覆𬌗小，牙弓内有足够空间容纳错位牙。

在家长的监护下，教患儿手持一个略窄于反𬌗上切牙宽度、有一定弹性的木片或竹片，将其一端放置于反𬌗上颌牙的舌面，嘱患者闭嘴，则木片咬于下颌错位牙的切缘唇面。然后用手压木片的另一端，其力的大小以反𬌗牙唇面龈组织稍发白色、患儿感觉牙齿发胀为度。每次饭前若能坚持有节奏地重复此动作 20 次，1～2 周后，反𬌗上牙即向下牙的唇面逐渐萌出。如果无效，反覆𬌗加深，可改用其他矫治方法。

2. 上颌𬌗垫式矫治器

主要用上颌𬌗垫双曲舌簧活动矫治器，解除牙的锁结关系后，用双曲舌簧推反𬌗牙向唇侧移动。

（三）后牙反𬌗的矫治

后牙反𬌗可发生在乳牙期或恒牙期，可发生在单侧，也可发生在双侧；有个别后牙反𬌗，也有多数后牙反𬌗。

1. 一侧后牙反𬌗

可戴上颌单侧𬌗垫矫治器。对于个别后牙反𬌗，除了用𬌗垫矫治器外，还可用上下固定矫治器进行上下反𬌗牙的颊舌向交互牵引，以解除后牙反𬌗。

2. 双侧后牙反𬌗

患者上牙弓明显狭窄，可采用上颌分裂基托，附双侧𬌗垫活动矫治器，利用分裂簧扩大上牙弓宽度。此外，还可应用螺旋分裂基托矫治器。

（四）功能性反殆的早期矫治

1. 肌激动器

适用于替牙期以功能性因素为主的前牙反殆，也可用于恒牙早期上切牙舌倾、下切牙唇倾的牙性反殆病例，但不适用于骨骼畸形较明显或者牙齿拥挤错位的反殆病例。

2. 功能调节器Ⅲ型

适用于乳牙期和替牙期，对功能性反殆和伴有轻度上颌发育不足、下颌发育过度的病例有较好的效果。由于该矫治器不直接作用于牙齿，对切牙即将替换或正在替换的患者，其他矫治器很难发挥功能时，功能调节器Ⅲ型有其独特的作用。

（五）骨性反殆的早期矫治

骨性反殆是上下颌骨大小不调所致的、上下颌矢状向关系异常的错殆畸形，常为上颌骨发育不足或下颌骨发育过度所致。使用面罩前牵引矫治器（图8-16），口内矫治器可设计为上颌活动矫治器附后牙平面殆垫，增加卡环或邻间钩以增强固位，基托包绕上颌后结节，在尖牙远中放置牵引钩。采用橡皮圈以一侧300～500g的重力前牵引，牵引方向为向前、下与殆平面呈向下约30°，可促进上颌骨周围骨缝的缝间生长，使上颌骨向前、下方生长；如果牵引方向与殆平面平行，上颌除向前移外还将产生旋转（前份上旋，后份下旋），同时随着面罩向后方的反作用力，可将下颌向后移并抑制下颌生长。

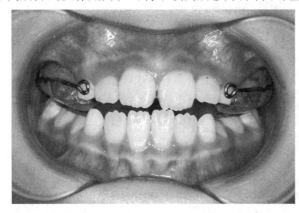 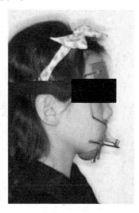

A   B

图8-16 面罩前方牵引矫治骨性Ⅲ类反殆

A. 口内矫治器；B. 面罩前方牵引

考点提示 ▶ 面罩前方牵引单侧牵引力的大小。

（六）综合性矫治

骨性Ⅲ类错殆患者在进行牙齿代偿性治疗时，要慎重拔牙，否则可使畸形更加严重。一般而言，只要拥挤不影响反殆的矫治，就不要急于减数，尤其是上颌拔牙要慎重。安氏Ⅲ类错殆拔牙与否不决定于下颌而决定于上颌，即如果上颌牙弓严重拥挤，单纯开展牙弓不能排齐，尽管下颌牙弓并不拥挤，最终也需要拔出四个前磨牙。骨性安氏Ⅲ类错殆通过拔牙进行代偿性矫治时，拔牙模式的选择还需要参考治疗前牙齿代偿的程度，确定牙齿移动界限，使之有利于疗效的长期稳定。安氏Ⅲ类错殆前牙反殆常用的拔牙模式有：拔除下颌切牙、拔前磨牙、拔除下颌第二、三恒磨牙（图8-17）。

病例 3

安氏Ⅲ类错𬌗，前牙反𬌗，采取拔牙性掩饰治疗。拔除 38，48，固定矫正前后（8-17）。

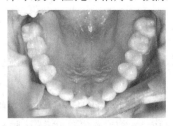

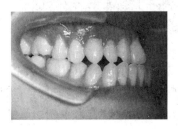
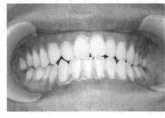
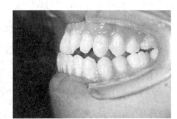

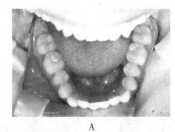

A

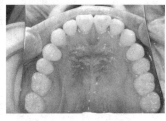

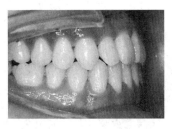
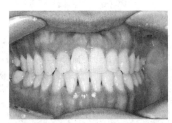
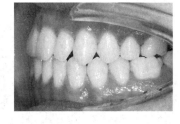

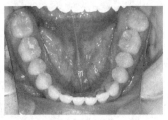

B

图 8-17　拔除下颌第三磨牙治疗前牙反𬌗

A. 治疗前；B. 治疗后

（七）正畸 - 正颌联合治疗

对于前后向上和垂直向上不协调的生长致使上颌后缩或下颌前突的Ⅲ类错殆伴有偏殆的患者，多采用手术治疗（图 8-18）。由于有些患者被"畸形的外表"所包裹，所以需要确定正畸治疗的限度。早期手术是一种可选择的解决办法，如果儿童的生长发育不足，若对他行上颌手术会对日后生长造成不利影响。真性下颌前突的患者在青春期后几年还会继续生长，所以，在 1 年内连续拍两张头颅侧位片，以确定下颌在此生长期结束前没有重大的生长变化。目前矫正骨性Ⅲ类错殆的手术方法有切开升支后退前突的下颌，下颌骨根尖下截骨，减小颏部高度或突度；或 Lefort Ⅰ型截骨前移发育不足的上颌，如果需要则断开骨缝，便于横向扩弓。

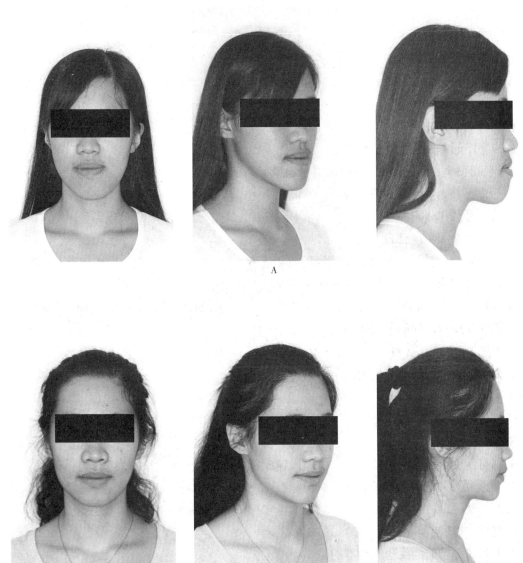

图 8-18　骨性Ⅲ类错殆正颌手术前后面相

A. 正颌手术前；B. 正颌手术后

本 章 小 结

本章主要对常见错𬌗畸形的病因、诊断、治疗进行总结和归纳。作为口腔医学专业的学生，既要学习好临床诊断，更要注意运用矫治方法的工作程序，在技术操作中不断加深对理论的理解。作为口腔医学技术专业的学生，则首先学好常用活动矫治器的制作，逐步掌握矫治器的设计原理，进而理解常见错𬌗畸形的病因和诊断。

习 题

一、单项选择题

1. 每颗牙齿邻面去釉时，可解除多少拥挤（　　　）

A. 0.2 ~ 0.3mm
B. 0.15 ~ 0.25mm
C. 0.3 ~ 0.5mm
D. 0.5 ~ 1mm
E. 0.1 ~ 0.2mm

2. 以下不属邻面去釉适应证的是（　　　）

A. 轻度拥挤，牙冠呈切缘或𬌗面宽、颈缘窄，且邻面接触点近𬌗向的牙齿

B. 轻度拥挤，颌骨位置不调显著

C. 上下牙齿 Bolton 指数不调

D. 口腔卫生良好，患龋少

E. 不希望通过扩弓增加口唇丰满度的成年患者

3. 每天戴用头帽结合口外弓的时间是（　　　）

A. 10h　　　　B. 1h　　　　C. 12 ~ 14h　　　　D. 24h　　　　E. 8 ~ 10h

4. 乳前牙反𬌗治疗的最早年龄是（　　　）

A. 4 岁　　　B. 2 岁　　　C. 6 岁　　　　D. 7 岁　　　　E. 2.5 岁

5. 面罩前方牵引单侧牵引力的大小是（　　　）

A. 100 ~ 200g
B. 500 ~ 1000g
C. 500 ~ 800g
D. 300 ~ 500g
E. 200 ~ 300g

6. 乳前牙反𬌗，反覆𬌗较深者，可以设计成什么矫治器（　　　）

A. 下颌联冠斜面导板矫治器
B. 𬌗垫矫治器
C. 咬撬法
D. 面罩前方牵引
E. "摆"式矫治器

7. 下列属于功能性反𬌗矫治器的是（　　　）

A. 分裂基托矫治器
B. 口外弓
C. FR-Ⅲ
D. 上颌𬌗垫矫治器
E. 面罩前方牵引

8. 关于正畸减数拔牙应考虑的因素，下述说法错误的是（　　　）

A. 每 1mm 的拥挤需要 1mm 的牙弓间隙解除，拥挤度越大，拔牙可能性越大

B. 切牙切缘每向舌侧移动 1mm，需要有 2mm 的牙弓间隙

扫码"练一练"

C. 整平 1mm 的 Spee 曲线约需要 1mm 的牙弓间隙

D. 低角患者拔牙标准可适当放宽

E. 在确定拔牙时应考虑到磨牙前移占据的拔牙间隙

9. 下颌联冠式斜面导板，其斜面应与上切牙长轴呈多大角度（　　　）

A. 30°　　　　　B. 60°　　　　　C. 45°　　　　　D. 50°　　　　　E. 55°

10. 长期咬下唇，形成的错殆畸形，以下最不可能的是（　　　）

A. 下前牙区的拥挤　　　　　　　　B. 反殆

C. 前牙深覆殆　　　　　　　　　　D. 下颌后缩畸形

E. 上前牙唇倾

二、思考题

1. 牙列拥挤的临床表现有哪些?

2. 以安氏 Ⅱ 类 2 分类为例，简述深覆殆的临床表现。

（吴金枝）

第九章

口腔健康教育和卫生保健

学习目标

知识目标

1. **掌握** 正畸治疗中的口腔健康教育和卫生保健。
2. **熟悉** 正畸治疗中的牙周组织健康及釉质脱矿。

技能目标

学会 Bass 刷牙法。

人文目标

能和患者进行良好的交流，并对正畸患者进行适当的口腔健康教育。

口腔正畸学已达百年的历史。随着矫治器和矫治技术的不断改进，正畸医师可以精确地移动牙齿并获得良好的矫治效果和稳定的疗效。当固定矫治器戴入后，患者口腔内环境就发生了改变，尤其是牙齿及其周围组织的环境改变。正畸医师在治疗中若忽视了这些变化的存在，又未积极地进行防治，就有可能出现一些不良问题。主要有两点：一是釉质脱矿；二是牙周组织损害。需要指出的是，口腔正畸治疗并不是导致釉质脱矿和牙周组织损害的直接原因。倘若采取一系列的防治措施，则可以避免上述问题的发生。这些措施包括对患者进行口腔健康教育和监督，规范正畸临床操作，采取必要的防治手段等。患者自身的口腔卫生维护也非常重要。

 案例分析

【病案】

患者，男，20 岁，完成固定矫治 2 天，刷牙时发现上前牙唇面出现白垩色斑块，要求治疗。

【讨论】

1. 上前牙唇面出现的白垩色斑块是什么？
2. 如何避免白垩色斑块的出现？

一、口腔健康教育和卫生保健

正畸治疗过程中应采取措施预防患者出现釉质脱矿和牙周组织损害。只有遵照"预防为主、防治结合"的原则,才能在最大程度上缓解这些不良问题,提高整体矫治效果。

(一)口腔健康教育

导致正畸治疗中釉质脱矿和牙周组织损害的主要原因是患者忽视自身的口腔卫生保健,未及时清除牙面上的菌斑和不良饮食习惯。因此,口腔健康教育尤为重要。口腔健康教育主要是向患者讲解菌斑在牙体牙周疾病中的致病作用,教授正确的刷牙方法等。复诊时医师要注意观察患者的口腔卫生状况,指导其口腔卫生行为,推荐防护用品等。口腔健康教育的重点是教会患者如何在矫治过程中控制菌斑和改变不良饮食习惯。

首先要提高正畸患者对菌斑控制重要性的认识,使其明确口腔卫生不良所导致的危害。对于未成年患者,还应取得家长的理解和配合。对于那些口腔卫生状况不佳的患者,更需要在矫治器戴入前进行口腔卫生宣传教育和指导,直至患者口腔卫生状况改善后再开始治疗。正畸治疗中需要患者养成良好的饮食习惯,即在两餐之间尽可能不进食甜饮料或食物,睡前刷牙后不进食任何食物或饮料。在正畸治疗中应检查患者的口腔卫生状况并在病历上记录。对于不能做好口腔卫生维护的患者,可以暂停正畸治疗,直到其口腔卫生有较大改善后再恢复治疗。对于极少数仍不肯合作的患者,正畸医师有权利终止正畸治疗。经验表明,有效的口腔健康教育不仅能使正畸患者掌握正确有效的刷牙方法,养成良好的卫生习惯,做好自身的口腔卫生维护,也能使患者的合作性得到锻炼和培养,减少患者不按时复诊的次数以及中途停止正畸治疗的可能性。众所周知,成功的正畸治疗离不开患者的密切配合。

(二)口腔卫生保健

1. 正畸治疗前的准备工作

应在正畸治疗前仔细检查患者的口腔卫生状况和存在的牙体牙周疾病。对于有牙体牙髓疾病的患者,应在矫治前进行完善的治疗。正畸治疗前多需进行牙周洁治,清除龈上牙石。对于已存在牙周问题的患者,则应先进行系统的牙周基础治疗,待牙周病得到充分控制、病情稳定后再进行正畸治疗。

2. 菌斑的控制

及时清除牙面和矫治器上滞留的菌斑和食物残渣,有助于消除釉质脱矿和牙周组织损害的病因。菌斑控制主要由患者自己完成,在复诊时由医师检查。如有必要,可进行专业处理,还可使用化学药物辅助控制菌斑。

(1)刷牙 早晚认真仔细地刷牙是清除菌斑的重要方法。目前推荐使用的是改良 Bass 刷牙法。由于牙齿唇面或颊面被托槽、带环和弓丝分割成上下两个部分,所以应分两个步骤刷牙。第一步先清洁托槽𬌗方牙面和牙龈边缘等部位;第二步清洁托槽龈方牙面。刷牙中,尽可能将牙刷的刷毛伸进托槽与弓丝之间,清除托槽近远中牙面上的菌斑。刷牙的力量不能过小。应使用刷毛为中等硬度的牙刷。刷牙时应使用含氟牙膏(图9-1)。

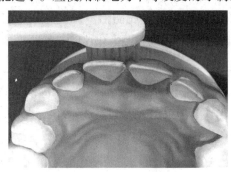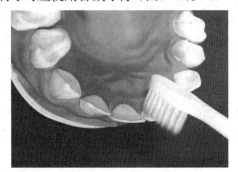

图 9-1 改良 Bass 刷牙法

扫码"学一学"

（2）专业清洁　正畸治疗中应根据患者的口腔卫生状况，定期进行专业性的牙周洁治，清除龈上菌斑和牙石。对于患有牙周病的正畸患者，在矫治中还应定期进行牙周检查，当发现牙周炎病情变化时，应及时进行牙周治疗。

（3）局部使用化学药物　化学药物可辅助控制菌斑。已有研究表明，正畸患者用0.12%氯己定溶液含漱后，菌斑指数明显下降，同时牙周状况也明显改善。因此，对不能较好地清除菌斑的正畸患者，可在短期内使用氯己定溶液以控制菌斑。三氯羟苯醚也有抑制口腔内细菌的作用。使用含三氯羟苯醚的牙膏刷牙后，菌斑指数和牙龈指数可明显下降，而且长期使用不会增加牙齿的色素沉着。因此，可推荐正畸患者使用此类牙膏。菌斑控制不是一朝一夕的事情，正畸医师和患者均需充分重视。医师在临床工作中要不断提醒、督促患者注意维护口腔卫生，使患者能够自觉认真地完成每天的菌斑控制。对于已患有牙周病的正畸患者，其口腔卫生的维护则显得更加重要。

3. 氟化物的局部使用

局部使用氟化物可防止釉质脱矿发生，对已发生者能阻止其继续发展，促进釉质的再矿化。正畸治疗中可采取以下几种措施。

（1）使用含氟牙膏刷牙，配合低浓度含氟溶液（一般为0.05%氟化钠）漱口。

（2）使用玻璃离子粘固剂粘接带环，因为此粘固剂可缓慢释放氟。

4. 调整部分正畸临床操作

（1）使用酸蚀凝胶，控制酸蚀的面积。

（2）粘接托槽后应清除其周围多余的粘接剂。

（3）选择大小合适的带环，尽可能使带环的边缘位于牙齿龈缘以上。粘接带环后清除多余的粘固剂。及时发现松动的带环，重新粘接。

（4）尽可能减少由正畸装置带来的不易清洁的牙面区域。例如，使用钢丝上放置牵引钩、弹力结扎的方法关闭间隙；使用唇弓末端结扎或末端回弯控制牙弓长度，在直丝弓矫治技术中采用滑动法关闭间隙等。

（5）正畸治疗中不要过度地唇颊向开展牙齿，对成年患者进行扩弓治疗更应慎重，以避免对牙周组织造成较大的损伤。使用任何正畸力压入和倾斜牙齿前，均应控制菌斑和牙龈炎症。有龈下牙石者应刮治或根面平整。不要使用套橡皮圈的方法来关闭牙齿间隙。

（6）对于已患有牙周病的患者，应尽可能使用可粘接的颊面管，以减少带环对牙周组织的刺激。避免使用过大的矫治力，以免加重牙周支持组织的负担和牙周病病情。同时应尽可能减少矫治中出现的创伤。正畸治疗中防治釉质脱矿和牙周组织损害是一项长期的任务，贯穿于整个正畸治疗过程。首先，应引起患者自身的重视，改变以前的不良饮食习惯，培养和保持良好的口腔卫生习惯。其次，正畸医师在治疗中也应有意识地做好口腔健康教育并提醒和督促患者做好口腔卫生保健，同时配合各种措施进行防治。长期的临床实践表明，一旦牙釉质或牙周组织出现了不可逆的病损，其治疗难度很大。所以，"预防为主"非常重要。

考点提示　正畸治疗中的口腔健康教育和卫生保健的方法。

二、牙周生物型与正畸治疗中牙周组织健康的考虑

正畸治疗中，固定矫治是最常用的错𬌗畸形治疗方法，它能够通过有效控制牙移动来获得良好的矫治效果。正畸治疗在对牙齿进行改变的同时，对牙周组织也会产生相应的影响。

（一）发病因素

1. 菌斑滞留

是导致牙周组织炎症的直接原因。已有研究表明，正畸治疗中牙周组织的炎症、组织破坏程度与口腔卫生状况直接相关。

2. 带环对牙龈的机械刺激。

3. 放置带环后龈下菌斑的细菌种类发生改变

带环放置后，龈下菌斑中革兰阴性厌氧菌的种类和数量增多。

4. 过多粘接剂对牙龈的机械刺激

无论是复合树脂粘接剂或水门汀类粘接剂，均对牙龈有直接的刺激作用。

5. 正畸治疗中不适当的牙齿移动

过度倾斜或压低牙齿均有可能使龈上菌斑移至龈下，导致牙周袋形成和牙槽骨吸收。有些患者由于后牙颊侧骨板较薄，扩弓治疗时过度的颊向开展可能会造成牙齿颊侧骨板出现开窗或开裂，致使牙根部分暴露于牙槽骨外，进而导致牙龈退缩。

（二）好发部位

后牙较前牙更易发生牙周组织损害且程度重于前牙。其中以上颌后牙常见，下颌前牙也是好发部位之一。邻面比唇面或颊面、舌面更好发，程度也较严重。

（三）临床表现

使用固定矫治器行正畸治疗时，患者均会有不同程度的牙周组织健康问题，最常见的是牙龈炎症。主要临床表现为牙龈红肿、探诊出血，有些患者则表现为牙龈增生。多数情况下，这种变化是暂时的。只要患者保持口腔卫生，牙龈炎症可缓解或消失。而且当正畸治疗结束后牙周组织可恢复正常，不会造成永久性损害。但少数患者的牙龈炎症也可能在正畸过程中发展为牙周炎，进而导致附着丧失。临床表

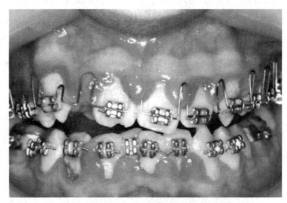

图9-2　正畸治疗中的牙龈炎症

现为牙周袋探诊深度增加，牙槽骨吸收，牙齿松动度增大，牙龈退缩等（图9-2）。

（四）患病率

根据已有的调查，约半数以上的青少年患者在正畸治疗中会出现牙龈炎，而成年正畸患者的患病率相对较低。

（五）牙周相关的卫生宣教

在矫治初期，应加强口腔卫生及牙齿保健知识宣教。目前临床针对正畸患者牙周损害的通用方法是口腔健康教育。主要内容包括：向患者介绍菌斑与牙龈肿胀的关系、饮食与牙

龈健康的关系、正确的刷牙方法、用菌斑显示剂评价菌斑控制的效果等。通过口腔卫生及牙齿保健知识宣教，使患者掌握正确的刷牙方法及培养良好的口腔卫生习惯，以有效控制牙周疾病的发生和发展。每次复诊时进行督促、教育和引导，并根据患者牙周情况及时进行牙周维护，可有效阻止牙周损害进一步发展。固定正畸治疗的患者同时行牙周洁治能有效防治牙龈炎，改善牙周组织健康状况。

（六）牙周维护

牙周维护利于固定正畸治疗患者的牙周健康，可以比单纯进行口腔卫生宣教更好地降低牙周不良反应，同时能很好地提高患者的依从性。因此，正畸医师在进行固定矫治过程中，在口腔卫生知识宣教的基础上，应将牙周维护纳入治疗计划，严格控制菌斑形成，尽量减少正畸过程中牙周疾病的发生，以利于牙周组织的健康，利于整个治疗计划的顺利完成。在固定矫治过程中，矫治器及其所在位置、粘接剂、加力方式、牙周维护和卫生宣教等均可对患者的牙周产生影响。在治疗的过程中，谨慎选择矫治装置、合理加力控制牙移动、适当宣教与维护，可以让患者在通过矫治变美的同时拥有健康的牙周。

三、釉质脱矿

（一）釉质脱矿的病因

1. 动态平衡的破坏

正常情况下釉质的脱矿与再矿化维持着一种动态平衡，釉质不会出现脱矿。正畸治疗中，尤其使用固定矫治器时，由于矫治器部件粘于牙齿上，使牙面的某些部位不易清洁，进而出现菌斑滞留。这些部位通常是托槽之间被弓丝遮挡的牙面及托槽龈方的釉质。如果患者没有及时清除牙面上的菌斑又有不良饮食习惯，菌斑中的致龋菌会不断地将糖类转化为酸，使菌斑局部的 pH 显著下降。于是动态平衡被打破，脱矿占优势，最终导致釉质脱矿。

2. 牙齿的位置

上颌前牙远离口腔大唾液腺的开口，菌斑中产生的酸性物质不易被唾液成分缓冲。这是导致上颌前牙区易发生釉质脱矿的原因。

3. 唾液的质量

若患者唾液分泌量小、唾液黏稠，则会影响其对菌斑中酸性物质的缓冲作用。这类患者在戴入矫治器后将是釉质脱矿的高危人群。

4. 矫治器

口内戴正畸矫治器，改变了菌斑的生存环境，使致龋菌（主要是变形链球菌）数量增多、比例增加、致龋性增强。

5. 多余的粘接剂

粘接托槽后如果未将托槽周围多余的粘接剂清理干净，则易造成牙面菌斑滞留。

（二）好发部位

已有调查表明，上颌前牙最易发生釉质脱矿，以上颌侧切牙的发病率最高。下颌尖牙和前磨牙也是釉质脱矿的易感牙位。上颌牙齿釉质脱矿的程度要重于下颌牙齿。此外，托槽周围的釉质和托槽龈方的釉质也是脱矿的好发部位。

（三）临床表现

使用固定矫治器进行矫治时或拆除矫治器后，在牙齿的唇面或颊面上出现形态不规则

的白垩色斑块，这就可能是釉质脱矿。实
质上这是釉质的早期龋，当脱矿加重时，
釉质表层剥离，即出现明显的龋损。长期
的临床观察表明：刚拆除托槽时釉质脱矿
病损呈不透明的白垩色，其边缘清晰可见。
在以后的几个月中，随着唾液内钙磷离子
的参与，脱矿病损会发生一定程度的再矿
化。临床表现为斑块边缘变模糊，白垩色
变浅。但这一过程相当漫长，且不可能出

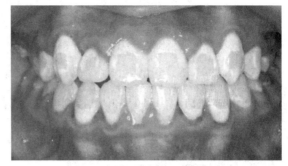

图 9-3　正畸治疗后的釉质脱矿

现彻底的再矿化。因此，釉质上的白垩色斑块不会完全消失（图 9-3）。

（四）患病率

已有研究表明，在没有任何预防措施的情况下，正畸患者釉质脱矿的患病率高达
50% ~ 60%。多数患者为轻、中度脱矿，少数患者可重度脱矿，甚至出现龋损。当采取一
定的防治措施后，釉质脱矿的患病率会下降 30% ~ 40%。因此，正畸治疗中的釉质脱矿是
一个不容忽视的问题。

（五）预防措施

1. 规范治疗操作

从酸蚀开始便应严格注意导致釉质脱矿因素的预防，在保证酸蚀效果时尽量减少酸蚀
时间，严格控制酸蚀剂涂抹面积，在酸蚀引起脱矿后及时用氟化物进行处理，如含氟粘接
剂和教导患者使用含氟牙膏，使用含氟粘接剂可在酸蚀后第一时间对釉质脱矿进行预防，
是最为直接的方法。另外，需清除多余粘接剂，减少粘接剂与牙面留下的间隙，保证口腔
卫生维护的顺利进行。

2. 口腔卫生宣教

在进行固定矫治器正畸前，切记为患者进行充分的口腔卫生宣教，让患者了解口腔卫
生重要性，让患者养成每日早晚刷牙、用餐后漱口的习惯，给固定矫治器的佩戴提供清洁
环境；佩戴固定矫治器期间，向患者说明全面清洁口腔具有一定难度，更应该注重刷牙的过
程，当场示范教导患者刷牙方式，为患者提供含氟牙膏及正畸专用牙刷，并要求患者每日
睡前刷牙仔细认真，保证 5min，年幼的固定矫治患者可通过指导家长来起到监督口腔卫生
的作用。固定矫治器摘除后，同样告诉患者应坚持维护口腔卫生，养成良好习惯。

3. 牙周洁治

指导患者定期进行牙周洁治，可将菌斑与口内的结石及时去除，帮助患者降低牙周病
与牙釉质脱矿的发生率。

本 章 小 结

矫治技术的不断更新使正畸疗效显著提高，但同时出现了一些不良问题，对于正畸治
疗中出现的釉质脱矿和牙周组织炎症要以预防为主，在正畸治疗前和治疗中做好口腔健康
教育和口腔卫生保健工作，这样才能最大限度缓解正畸治疗中出现的不良问题，有利于正
畸患者牙齿的健康和稳定，提高矫治的整体水平。

习 题

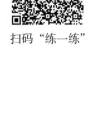

扫码"练一练"

单项选择题

1. 在自我口腔保健措施中，控制菌斑最常用的有效方法是（　　）

A. 药物含漱　　　　　　　　　　　　B. 早晚刷牙

C. 使用牙线　　　　　　　　　　　　D. 牙周洁治

E. 使用牙签

2. 一般每次刷牙时牙刷放置的牙位最佳范围应覆盖（　　）

A. 1 颗牙　　　　　　　　　　　　　B. 1 ~ 2 颗牙

C. 2 ~ 3 颗牙　　　　　　　　　　　D. 3 ~ 4 颗牙

E. 4 ~ 5 颗牙

3. 正畸过程中已经发现龋齿病损应该（　　）

A. 及时治疗　　　　　　　　　　　　B. 停止正畸治疗

C. 暂时不用处理，待正畸结束后再处理　D. 多使用含氟牙膏刷牙

E. 用氟化物防龋

4. 在没有任何预防措施的情况下，正畸患者出现早期龋（釉质脱钙）概率是（　　）

A. 10% ~ 20%　　　　　　　　　　　B. 20% ~ 30%

C. 30% ~ 40%　　　　　　　　　　　D. 40% ~ 50%

E. 50% ~ 60%

5. 正畸患者出现釉质脱钙后（　　）

A. 磨除表面少许釉质（约 0.1mm），用适当的氟化物处理

B. 树脂材料充填

C. 多吃含钙的食物

D. 多使用漱口水

E. 不用处理

6. 正畸治疗过程中出现牙周组织损害的病因为（　　）

A. 菌斑滞留

B. 带环时牙龈的机械刺激或放置带环后龈下菌斑中的细菌种类改变

C. 粘接剂过多导致刺激

D. 牙齿移动中的咬合创伤

E. 以上都正确

7. 对预防正畸患者出现早期龋无效的是（　　）

A. 使用含氟牙膏

B. 粘接托槽后用含氟剂处理牙面

C. 使用氟缓释粘接剂

D. 0.12% 的氯己定含漱液

E. 使用广谱抗生素

8.出现早期龋的可能病因是（ ）

A.矫治器黏着区不容易清洁，出现菌斑滞留或黏着托槽前釉质酸蚀不当

B.上前牙区远离大唾液腺开口处，不容易被唾液成分缓冲

C.某些患者唾液系统出现问题，如分泌量少、黏稠等

D.矫治器改变了菌斑的生存环境，导致细菌数量增多

E.以上都正确

9.正畸治疗中牙周组织损害的好发部位是（ ）

A.后牙及下颌前牙　　　　　　　　B.上颌中切牙

C.上颌侧切牙　　　　　　　　　　D.上、下颌前牙

E.上、下颌后牙

10.使用固定矫治器的治疗过程中或拆除矫治器后可能会在牙齿的唇（颊）侧牙面上发现形态不规则的白垩色斑块，这种斑块是（ ）

A.牙釉质脱钙　　　　　　　　　　B.白色斑块

C.正畸粘接剂的残留　　　　　　　D.再矿化斑块

E.继发龋

11.正畸患者口腔卫生保健的内容包括（ ）

A.正畸前的准备工作　　　　　　　B.菌斑的控制

C.氟化物的局部使用　　　　　　　D.调整和规范正畸临床操作

E.以上都正确

12.对进行固定正畸治疗的患者进行口腔健康教育的内容及重点是（ ）

A.勿咀嚼硬物

B.按时牵引橡皮筋

C.教会患者如何控制菌斑及改变不良习惯

D.定期复诊

E.不要自行拆除牙齿矫治器

13.下列方法不属于规范操作，对预防保健无用的是（ ）

A.严格控制酸蚀面积

B.去除托槽周边的多余的粘接剂

C.选择尺寸稍大的带环

D.不要过度唇颊向开展牙齿

E.采用直接粘接的颊面管

14.牙周病患者进行正畸治疗时，下述做法错误的是（ ）

A.较小而易清洁的固定装置及设计简单的矫治方法

B.托槽粘接时应注意适度远离牙龈

C.采用金属结扎丝结扎

D.带环可探入龈下

E.尽量少用弹性橡皮链

（杨晓萌）

第十章

保 持

 案例分析

> **【病案】**
>
> 女性，22岁，因牙齿不齐来正畸科就诊，诊断为"牙列拥挤"，以固定矫治器进行矫治。目前牙齿排列整齐，咬合关系良好，主动矫治结束，进入保持阶段，采用负压压膜保持器进行矫治。
>
> **【讨论】**
>
> 压膜保持器的适应证是什么？

错𬌗畸形经过矫治后，牙齿或颌骨的位置发生了改变，但它们有退回到原有状态的趋势，即复发。为了保证良好的矫治效果，正畸医师不仅要关注诊断、治疗计划和治疗过程，还应该关注怎样保持治疗的稳定。从错𬌗畸形矫治方案的设计开始，就应该考虑到保持的问题，选择合适的保持方式可减少复发的发生，佩戴的保持器既要有利于牙齿及骨骼的稳定，又要方便简单，并注意定期复诊观察，指导患者完成矫治后的保持。

考点提示 复发的定义。

一、复发的原因

1. 不良口腔习惯如吐舌、夜磨牙和咬唇等；肌功能的异常如紧咬牙等。

2.骨骼型或生长型不理想。

3.上下颌关系不协调。

4.治疗不当。

5.拔牙间隙处牙周组织的变化；正畸治疗结束后，拔牙间隙处常出现牙龈堆积、牙龈折痕、牙槽骨吸收甚至拔牙间隙复发等问题。

6.患者的依从性差；保持器佩戴时间过短，未按时复查。

7.牙弓宽度和长度的不断变化；当尖牙萌出时牙弓的宽度会有一定程度的增加，萌出后尖牙间宽度就会逐渐减小，后期随着牙齿在咀嚼时近远中方向上的磨耗，下颌牙弓长度和宽度会逐渐减小。

8.牙齿移动量过大。

扫码"学一学"

二、复发的预防

正畸治疗结束后，为防止矫治效果的复发，进行正确的保持设计是非常必要的。但是保持与治疗并不是两个分割开来的不同阶段，而应该是相互紧密关联而又缺一不可的同一过程。全面完整的治疗设计方案应包括合理有效的矫治计划和保持计划，矫治前、矫治中以及矫治后都应该充分考虑到保持的因素，通过对可能造成复发的原因进行分析，从而指导矫治过程并选择合理稳定的保持方法。保持以后的最终效果才是评价矫治成功与否的最可靠的标准。

（一）进行牙齿过度矫治

牙齿的过度矫治可以减少矫治后复发的概率和程度。对错位严重且易复发的错𬌗畸形病例进行过度矫治是一种有效预防复发的方法。如前牙开𬌗或深覆𬌗的病例，出现复发的概率比较高，应做矫治到超过正常覆𬌗程度的过度矫治；扭转牙总有复发的趋势，一般均要过矫治，可有助于防止矫治后的复发；横向关系失调的病例也必须过矫治。

（二）早期治疗

在颌骨的生长发育期，早期发现、早期诊断并采取及时有效的治疗措施阻断畸形的进一步发展，是防止畸形复发的重要手段之一。早治疗可防止软硬组织不可逆的改变，最大限度地利用患者生长发育的潜力来阻断错𬌗的发展，扭转牙病例也推荐早治疗。

（三）牙颈部周围纤维切断

扭转牙矫治后，靠通常的保持方法往往不能得到稳定的效果，可对该牙进行牙颈部周围纤维切断，来减少保持时间并防止复发。

（四）永久性保持

在矫治前、矫治中及矫治后都应该充分考虑到保持的因素，通过对可能造成复发的因素进行分析，从而指导矫治过程并选择合理、稳定的保持方法。保持以后的最终效果才是评价矫治成功与否的最可靠标准。有的病例如上中切牙间隙、恒牙缺失和严重扭转牙等，矫治后极易复发，临床上常采取冠桥修复或可摘局部义齿等作永久性保持。

（五）正颌外科

对有严重或明显遗传倾向的错𬌗畸形及开𬌗畸形等患者，仅依靠机械性矫治难以彻底改善错𬌗，往往需配合正颌外科手术进行治疗，并在术前、术后进行正畸治疗。

（六）不良习惯破除

去除病因对某些特定的错𬌗畸形不仅有阻断发展的作用，还有利于矫治效果的稳定。

如彻底戒除吐舌、咬唇等口腔不良习惯，才有利于建立新的功能平衡，稳定矫治效果。

（七）第三恒磨牙的拔除

第三恒磨牙的萌出，尤其是前倾萌出，会导致某些前牙拥挤的复发。必要时应尽早拔除第三恒磨牙。

（八）矫治结束时机的选择

拆除矫治器的时机对矫治后的复发也有影响。

1. 颌间牵引弹力圈及口外弓应在矫治器拆除前 4 ~ 8 周停止使用。

2. 矫治器拆除前数周，勿用施力过大的弓丝。

三、保持的必要性

1. 生长发育

正畸治疗和生长发育密切相关，利用生长发育不仅有助于矫治时机的判断，还有助于矫治方案的选择，但是对正畸治疗结束后仍有生长能力的患者而言，将给治疗稳定性造成一定的影响。正畸矫治阶段常在恒牙早期进行，而颌骨的高度和长度的发育会持续到矫治结束后。因此，必须充分考虑到生长发育可能对矫治疗效产生的影响，以更具针对性的设计保持方案。

2. 新的动力平衡尚未建立

错𬌗畸形的矫治过程中，牙齿或颌骨从一个位置移动到另一个位置，原有肌动力平衡发生了改变。在错𬌗畸形形成过程中产生与畸形相适应的神经肌肉动力平衡，口颌系统神经肌肉的功能异常在错𬌗畸形的发生和发展中起重要作用。正畸治疗后改变了牙、牙弓或颌骨的位置，但这种异常的神经肌肉动力平衡的改建未完成之前，将对矫治后的牙、牙弓或颌骨产生不利影响而引起复发。

3. 牙周组织的正常结构与功能未恢复

牙齿经矫治移动后，被拉伸或压缩的牙龈及牙周膜纤维的张力尚未建立新的平衡，牙齿的位置不稳定，容易复发。尤其是牙槽嵴上纤维与横隔纤维的改建非常缓慢，所产生的张力容易使移动的牙再恢复原错位状态。矫治器去除后的 3 ~ 4 个月里牙周膜开始重建，牙龈中的弹力纤维和胶原纤维的重建则需要更长的时间，矫治器去除后一年甚至都还有力量作用在牙齿上使它发生移动。因此必须在矫治结束后进行保持，使牙周组织能更彻底且稳定的改建。此外，牙槽骨由过渡性骨改建正常牙槽骨也需要一定时间。

4. 𬌗的平衡未能建立

在错𬌗畸形的矫治过程中，由于改变了上下颌牙、牙弓或颌骨的位置关系，因而也就破坏了建立在咬合基础上的异常𬌗平衡。新建立的𬌗关系，在上下颌的牙尖斜面关系未经调整达到平衡𬌗前，错𬌗畸形有复发的趋势。因此必须保持一定时间，以期待通过磨耗或调𬌗而建立新的平衡𬌗。

5. 口腔不良习惯未破除

口腔不良习惯包括吐舌、吮指、咬唇和口呼吸等，也是错𬌗复发的一个重要原因，它与建立错𬌗的机动力平衡有关。如果不及时破除这些不良习惯，不仅会对正畸治疗产生不利的影响，也会破坏矫治后𬌗的稳定性造成。

6. 第三恒磨牙的萌出

第三恒磨牙的萌出会对牙弓有向前挤压的力量，尤其是有水平阻生和颊向倾斜的第三磨牙，可能会引起不同程度的错𬌗畸形的复发，如前牙拥挤、上下牙前突等。医生在制订矫治和保持计划时应考虑此因素，必要时及时拔除萌出中的第三磨牙，以免影响矫治疗效。

考点提示 *保持的必要性。*

四、影响保持的因素

1.𬌗关系的平衡

矫治后的咬合关系直接影响矫治后牙齿、牙弓的稳定性。最稳定的咬合关系是广泛的牙尖交错关系，而尖对尖的关系是不利于矫治后的保持的；前牙的覆𬌗覆盖关系也会影响矫治后的保持；另外，上下牙齿宽度比例的失调也会影响正常咬合的建立；矫治后如果个别牙有早接触也会影响保持的效果，甚至可能引起新的错𬌗畸形。这些都是影响保持的不良因素。

2.牙齿的邻接关系

矫治后，如果个别牙存在邻接关系不良，则需要进行适当调磨而达到良好的接触关系；良好的牙齿邻接关系能抵消来自于咬合及各方向肌肉施加的压力，利于疗效的保持。

3.牙周软硬组织

牙齿的支持依靠牙周膜和牙槽骨，健康的牙周状况是矫治效果稳定的重要先决条件。如果牙齿正畸的过程中受力过大，牙周膜内的细胞会发生代谢紊乱，会给牙移动后的保持造成困难。牙周病患者的牙槽骨过度吸收，会增加保持的难度，甚至需要长期保持；牙槽骨的致密度会影响疗效的保持；此外，牙槽骨和牙周膜的结合一般也需要4个月左右的时间。

4.牙齿的大小、形态及数目

牙齿的大小不调或者形态和数目的异常，均可造成上下牙齿宽度比例的失调，应义齿修复或者减数治疗，从而稳固矫治效果。

5.肌功能状态

口周肌功能不平衡的错𬌗畸形，应加强其颜面肌、咀嚼肌和舌肌的功能训练，恢复正常功能，使其平衡，这对保持矫治后的牙齿位置和咬合关系的保持非常重要。

6.过度矫治

过度矫治是一种预防复发的手段，尤其是扭转牙、过高牙和过低牙的矫治，可以减少复发的可能性。但是机体器官的可塑性也是有一定生理限度的，临床矫治时如果超过这个限度，治疗就会失败，任何方法的保持也不会达到稳定的效果。如牙弓的扩大应有限度，不能超过基骨范围。

7.牙弓的大小与基骨的关系

牙弓的形态应与基骨相适应，牙齿只有位于基骨内，才能保持疗效的稳定。

五、保持的方法

为了使牙和颌骨稳定于矫治后的特定位置，保持良好的临床矫治效果，一般需要戴用保持器进行保持以防止复发。

（一）保持器应具备的条件

1.尽可能不妨碍各个牙齿的正常生理活动。

2. 对于处在生长期的牙列，不能影响殆、颌面的正常成长发育。

3. 不妨碍咀嚼、发声等口腔功能，不影响美观。

4. 便于清洁，不引起牙齿龋蚀或牙周组织的炎症。

5. 结构简单，容易调整，摘戴方便，不易损坏。

（二）保持器的种类和应用

1. 活动保持器

活动保持器是指患者能够自行摘戴的一类保持器，其结构简单、便于清洁、容易调整，不易于引起牙及牙周组织的病变。

（1）Hawley 保持器标准型　由双曲唇弓、一对磨牙卡环及树脂基托组成。双曲唇弓与前牙轻轻接触而无压力，卡环应有良好的固位作用，基托可以覆盖全部硬腭，也可做成马蹄形。适用于唇向或舌向错位牙矫治后的保持，可以调整牙齿的位置，曾用于关闭多带环固定矫正器所致的间隙。由于粘接技术的问世，一般不再需要用它来关闭间隙。亦可防止扭转牙的复发，其结构简单、制作方便、保持效果稳定，是临床最常用的活动保持器（图 10-1）。

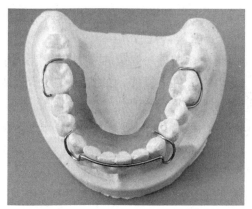

图 10-1　Hawley 保持器标准型

（2）改良 Hawley 保持器 I 型　由双曲唇弓、一对磨牙箭头卡环及树脂基托组成。在第一前磨牙拔除的病例中，要保持已关闭的拔牙间隙。Hawley 保持器标准型是将双曲唇弓横过尖牙的远中外展隙，刚好位于第一前磨牙的拔牙间隙处，会对拔牙间隙产生不利影响，因此，对 Hawley 保持器标准型进行改良，将唇弓焊接在磨牙箭头卡环的颊侧，有利于间隙的关闭和保持（图 10-2）。

（3）改良 Hawley 保持器 II 型　由上下颌树脂基托及一个包埋于牙弓两侧最后磨牙远中面基托内的长唇弓组成。唇弓在牙弓的两侧各弯制一个垂直曲，调节唇弓的垂直双曲可以关闭牙弓内的少量间隙且不影响咬合。

（4）改良 Hawley 保持器 III 型　由双曲唇弓、固位卡环和基托组成。唇弓通过侧切牙和尖牙间进入腭侧面基托，并由尖牙卡环来保持尖牙位置的稳定，同时可提供良好的固位作用，适用于初诊时尖牙唇向错位的患者（图 10-3）。

（5）Hawley 保持器的其他改良型　在 Hawley 保持器基托上前牙的舌侧放置平面导板，使下切牙轻微接触平面导板，有利于深覆殆的保持。在 Hawley 保持器基托上前牙的舌侧放置斜面导板，使下切牙轻微接触斜面导板，有利于安氏 II 类错殆畸形矫治后的保持。

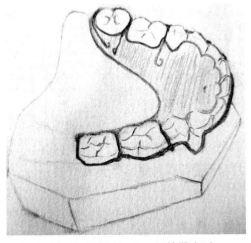

图 10-2　改良 Hawley 保持器 I 型

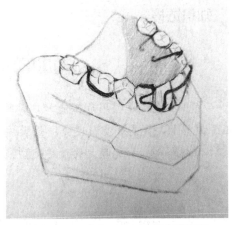

图 10-3　改良 Hawley 保持器 III 型

 知识链接

Hawley 保持器

　　Hawley 保持器是目前最常用、历史最悠久的活动保持器。它由双曲唇弓、一对磨牙卡环及树脂基托组成。这种保持器可以使牙小量移动，或通过调节唇弓关闭前牙少量间隙；也可在唇弓上焊接附件，进行个别牙的压入、伸长或近远中向移动；还可在保持器上颌切牙的舌侧基托设计平面导板，使下颌切牙轻微与平面导板接触，保持前牙深覆𬌗的矫治效果。

　　（6）牙齿正位器　目前多使用预成品，有多种规格。用软橡胶或弹性树脂制成，是一种具有可微量调整牙齿位置的保持器，上下颌连成一体，覆盖所有牙冠，唇颊侧面的上下缘，可延伸盖住上下牙列的附着龈。有利于咬合关系及牙位的稳定，适合于有一定生长潜力患者矫治后的保持。

　　（7）压膜保持器　由弹性塑料制作，覆盖所有牙列的牙冠，用于矫治后的保持，有利于咬合关系及牙位的稳定，效果良好。压膜保持器外形美观，体积小，目前应用较为广泛（图 10-4）。

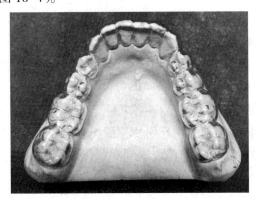 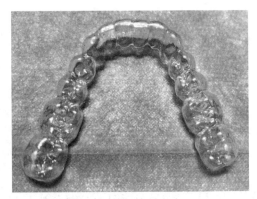

图 10-4　压膜保持器

知识链接

负压压膜保持器制作原理

负压压膜机是利用负压使加热后的膜片压向石膏模型，也就是说，将膜片吸附到石膏模型上。提高真空程度会增强膜片和石膏模型的密合性。

即刻冷却，加速膜片的最终定型，使膜片对石膏模型的适应性显著增加。

（8）功能性保持器　用于功能性矫形治疗的矫治器，如唇挡、生物调节器、前庭盾等，当治疗结束后，将原功能矫治器做适当改动即可作为保持器继续使用，直到生长发育基本结束为止。特点是传递和转移口腔周围环境中的自然力，抑制或刺激骨骼的生长过程（图10-5）。

2. 固定保持器

设计和粘接各种固定装置于牙冠表面来进行牙齿的保持，保持效果稳定、可靠，适用于长期或终生保持以及美观需要的情况，可克服患者因不合作戴用保持器而对牙列造成的不利影响，适合大部分的患者尤其是需要长期或终生保持的患者。

（1）固定舌弓或唇弓　根据保持的需要，在两侧第一磨牙带环上焊接与牙齿舌面或唇面接触的舌弓或唇弓，用于牙弓长度或宽度经矫治改变后的保持；也可在两侧尖牙上制作带环，然后焊接唇弓或舌弓。临床上下颌尖牙之间的固定舌弓最常用（图10-6）。

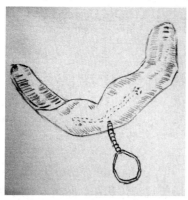

图 10-5　功能性保持器

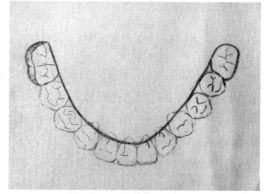

图 10-6　固定舌弓保持器

（2）粘固式前牙固定舌侧保持器　青少年后期下切牙常常发生拥挤或加重拥挤程度，特别是下前牙经过唇向开展矫治后的病例，主要原因是生长中唇肌的压迫。此时可用麻花丝，按两侧尖牙间前牙舌侧的形态弯制弓丝，用直接粘接法将此弓丝粘接于所有前牙的舌侧，以利于保持前牙的位置。

（3）牙间隙矫治后的固定保持丝　矫治后的长期保持，取一段长短适合的麻花丝，将其弯制成一段弧形，与中切牙舌侧贴合，将其粘接在两中切牙腭侧不影响咬合处，既允许中切牙有一定的生理动度，又能保持中切牙的位置。

考点提示　常见的正畸保持器种类。

3. 保持期限

戴用保持器时间与患者的年龄、健康状况、错𬌗畸形的病因、类型、程度、矫治方法及矫治持续的时间等多种因素密切相关。矫治后保持所需要的时间也有较大的差别，从数月至数年，甚至终生戴用保持器。最初的6～12个月内，全天戴用；此后6个月内，每天晚上戴用；在后6个月，隔日晚上戴用。个别情况，如患者年龄小、矫治时间短、错𬌗畸形轻等可适当缩短保持期限；成年患者、遗传性错𬌗、扭转牙等则适当延长期限，具体的保持时间应视个体情况而定。

4. 保持器的维护

矫治器拆除后进入保持阶段，应遵从医嘱佩戴保持器，定期复诊检查佩戴情况、调整佩戴时间。佩戴保持器时应用手指就位，禁用牙齿咬合就位，以避免保持器损坏。一般进食时需取下保持器，餐后及时清洁牙齿后戴用。建议将保持器放入随身携带的专用盒中，防止损坏及丢失。保持器不能用热水烫或消毒液浸泡，以防变形损坏。

本 章 小 结

保持是正畸治疗中不可或缺的一个重要环节，应贯穿整个正畸治疗的始终。保持是防止畸形复发和维持形态与功能稳定的有效措施。牙齿、颌骨的移动与周围软硬组织的改建过程密切相关，很多原因都可能引起复发，充分了解和有效控制复发相关原因是保持成功的关键。保持器分为活动保持器和固定保持器两大类，临床中可根据患者错𬌗情况进行选择，既要有利于牙齿和骨骼的稳定，又要简单、方便，易于清洗。医师也要充分考虑到患者的配合程度，定期复诊观察，指导其顺利完成保持阶段。

习 题

一、单项选择题

1. 临床上保持器佩带的时间一般为（　　　　）

A. 半年 　　　　　　　　　　　　　B. 一年

C. 一年半 　　　　　　　　　　　　D. 两年

E. 三年

2. 下列不属于自然保持范畴的是（　　　　）

A. 依靠肌功能保持 　　　　　　　　B. 依靠咬合关系保持

C. 依靠健康的牙周组织保持 　　　　D. 依靠拔牙保持

E. 依靠功能性矫治器保持

3. 牙周病患者正畸治疗后保持与一般正畸患者保持有何不同（　　　　）

A. 没什么不同 　　　　　　　　　　B. 需要长期保持

C. 允许有较多牙移动 　　　　　　　D. 吃饭时不必戴用

E. 可采用正位器作牙列最后精细调整移动的保持法

4. 关于错𬌗畸形矫治结束后需要保持，下述说法不正确的是（　　　　）

A. 肌肉动力平衡的最终改建尚未完成

B. 牙周膜纤维的张力未恢复平衡

C. 𬌗的平衡尚未建立

D. 第三磨牙的萌出

E. 生长型不会影响矫治效果，保持时不用考虑这一因素

5. 固定矫治完成后需要佩戴保持器的原因有（　　）

A. 肌肉动力平衡的最终改建尚未完成

B. 牙周膜纤维的张力未恢复平衡，𬌗的平衡还未建立

C. 生长型可能影响矫治效果

D. 口腔不良习惯尚未破除

E. 以上都是

6. 关于牙齿正位器不正确的描述是（　　）

A. 用软橡胶或弹性塑料制作

B. 装置于上下颌所有牙齿的冠部

C. 有利于咬合关系及牙位的保持，效果良好

D. 每天晚上戴用，白天也至少戴 4h

E. 对于排列不整齐或扭转的切牙及深覆𬌗的患者保持效果最好

7. 保持器应该具备的条件是（　　）

A. 不妨碍牙齿的正常生理活动　　　　　B. 不妨碍牙颌的生长发育

C. 便于清洁，结构简单　　　　　　　　D. 容易调整

E. 以上都是

8. 适用于初诊时尖牙唇侧错位患者的是（　　）

A. 标准 Hawley　　　　　　　　　　　B. Hawley−Ⅰ

C. Hawley−Ⅱ　　　　　　　　　　　　D. Hawley−Ⅲ

E. Hawley−Ⅳ

9. 针对上颌中切牙间隙的固定舌侧保持器应该粘接的正确位置是（　　）

A. 切端 1/3　　　　　　　　　　　　　B. 切端 1/3 ～ 1/2

C. 邻面接触点处　　　　　　　　　　　D. 舌隆突上

E. 舌隆突下

10. 不再需要佩戴保持器来进行保持的方法称为（　　）

A. 机械保持　　　　　　　　　　　　　B. 功能保持

C. 自然保持　　　　　　　　　　　　　D. 个体化保持

E. 特殊保持

11. 广泛应用的保持器为（　　）

A. Hawley 保持器　　　　　　　　　　B. 改良 Hawley 保持器

C. 牙齿正位器　　　　　　　　　　　　D. 负压压膜保持器

E. 功能保持器

12. 下述哪种错𬌗畸形矫治结束后可以考虑不使用保持器（　　）

A. 上颌前突　　　　　　　　　　　　　B. 扭转牙

C. 大量广泛的牙间隙　　　　　　　　　D. 深覆𬌗、深覆盖

E. 个别前牙反𬌗且间隙足够

13. 用软橡胶或弹性塑料制成，戴在上下颌所有牙齿的牙冠部，此种保持器是（　　）

A. 标准 Hawley 保持器　　　　　　　　B. 改良 Hawley 保持器 II 型

C. 牙齿正位器　　　　　　　　　　　　D. 颏兜

E. 粘固式下前牙固定舌侧保持器

14. 只有上颌腭部及下颌舌侧的塑料基托及一个包埋于牙弓两侧最后磨牙远中基托内的长唇弓的保持器是（　　）

A. 标准 Hawley　　　　　　　　　　　B. Hawley–I

C. 改良 Hawley–II　　　　　　　　　　D. 改良 Hawley–III

E. 改良 Hawley–IV

15. 正畸牙保持后能恢复其牙周膜宽度及与周围牙周组织的正常连接，这与以下哪项因素关系最密切（　　）

A. 牙槽骨的可塑性

B. 牙骨质的抗压性

C. 牙周膜具有维持其内环境稳定性的能力

D. 正畸牙压力侧发生骨吸收，引力侧发生骨沉积

E. 与以上因素无关

二、思考题

请阐述正畸治疗后需要保持的原因。

（杨晓萌）

实训指导

实训一　正畸患者的临床检查及病历书写

【实训目标】

掌握口腔正畸患者的一般检查方法，了解特殊检查方法，熟悉正畸专科病历的书写。

【实训内容】

1. 讲解错𬌗畸形患者的一般检查方法和步骤，讲解正畸专科病历的书写内容。

2. 学生相互检查并书写正畸专科病历。

3. 示教全口曲面断层片和头颅侧面定位片的拍摄。

【实训用品】

器械盘、口镜、镊子、探针、消毒棉球、直尺、游标卡尺、正畸专科病历等。

【实训方法和步骤】

1. 患者一般情况

（1）包括姓名、性别、年龄、民族、籍贯、职业、出生地、出生日期、住址、门诊号、模型号、就诊日期等。

（2）主诉：患者就诊的主要目的，应简明扼要。

（3）现病史：与主诉有关的疾病情况，如牙齿萌出与替换情况，有无早萌、迟萌、龋坏，有无口腔不良习惯等。

（4）既往史：患者过去的健康状况，曾患疾病、治疗情况及生活习惯等，尤其是患者是否曾接受过正畸治疗。

（5）家族史：询问患者家属的牙颌面情况，了解有无遗传因素或先天因素存在。

2. 全身情况

（1）发育情况：身高、体重、营养状况等。

（2）全身性疾病：是否有佝偻病及内分泌系统疾病等，口腔附近器官有无疾病，如鼻炎、扁桃体肥大等。

（3）精神状态：有无精神疾病、痴呆等。

3. 牙及牙弓检查

（1）𬌗的发育阶段：乳牙期、替牙期或恒牙期。

（2）牙列式：用乳牙及恒牙的代表符号表明已萌出的牙齿。

（3）左右两侧磨牙关系：中性、近中、远中。

（4）牙齿错位情况：个别牙的唇颊向、舌腭向、近中、远中、高位、低位、扭转等。

（5）牙齿的数目、形态、大小有无异常，如多生牙、融合牙、牙体过大或过小等。

（6）牙弓形态：有无牙弓狭窄、腭盖高拱等。

（7）牙齿排列情况：牙列拥挤、稀疏等。

（8）上下牙弓关系：上下牙弓长宽高是否协调。有无深覆𬌗、深覆盖、反𬌗、开𬌗、锁𬌗等。

（9）中线：中切牙间的中线与面部中线是否一致。

（10）龋齿、牙周病及口腔卫生情况。

4.上下颌检查

（1）上下颌骨形态、大小、位置：有无上颌前突或发育不足，下颌前突或后缩。牙槽骨丰满程度及腭盖的高度。

（2）系带情况：唇系带是否肥厚或附着过低，舌系带是否过短。

（3）舌及口腔黏膜情况：舌体大小有无异常。口腔黏膜有无病变。

（4）咀嚼及吞咽：是否有偏侧咀嚼，是否有异常吞咽。

5.面部检查

（1）面部发育：是否正常，左右是否对称，颏部是否偏斜。

（2）侧面观：面中 1/3 是否前突或凹陷，面下 1/3 是否前突或后缩。

（3）面部上、中、下是否协调，有无高度不足或过高。

（4）唇部形态及功能：是否短缩、肥厚，是否有开唇露齿等。

（5）颞下颌关节情况：开口度、开口型是否正常，关节区有无弹响、杂音、疼痛、开口受限等。

6.口腔颌面像摄影

见实训三项下内容。

7.X 线检查

包括牙片、咬合片、颞下颌关节开闭口位片、全口牙位曲面体层 X 线片、头颅侧面定位片、手腕部 X 线片等。

8.诊断和矫治计划

根据病史和检查获得的资料，综合分析判断，对错𬌗畸形的类型、发病因素和机制得出合乎客观实际的结论。矫治计划的具体内容应向患者交代清楚，对患者有疑虑的问题。如患者不愿拔牙，矫治目标期望过高等，应耐心与患者沟通，达成共识，并记录在案，要求患者签字同意治疗计划。

【**实训作业**】

书写一份完整的正畸专科病历。

（邵元春 刘 萍）

实训二 记存模型的制作及测量

【**实训目标**】

掌握记存模型的要求和制作方法；掌握模型测量的内容和方法。

157

【实训内容】

1. 示教取模、模型灌制和记存模型的修整。

2. 学生相互取模并独立完成记存模型制作。

3. 讲解模型测量的内容和方法。

4. 学生进行模型测量并记录测量结果。

【实训用品】

口镜、镊子、探针、托盘、橡皮碗、石膏调刀、模型修整机、橡皮托、记存模型垂直板、印模材料、模型石膏、水、记号铅笔、直尺、圆规等。

【实训方法和步骤】

1. 印模前准备

（1）调整椅位　调整牙椅位置，使患者舒适坐在椅位上。取上颌时，患者的𬌗平面与地面平行，取下颌时，𬌗平面与地面呈45°角。高度以患者的口部与术者肘部平齐或稍高为宜。

（2）选择托盘　使用全口有孔托盘，托盘大小应适当，要包括牙弓内的全部牙齿，形状与牙弓协调一致。

2. 取模

按比例取适量的藻酸盐印模材料和水，置于橡皮碗中，在30～45s内调拌均匀，放入托盘后置于患者口腔内取模，托盘柄对准中线，待印模材料凝固后取出托盘，流动水冲洗唾液并消毒后，立即灌注模型。

3. 灌模

按适当的水粉比例调和石膏，缓慢灌注模型，边灌注边振荡，以免产生气泡。印模灌满后，将多余石膏堆于玻璃板上，将印模翻转置于堆积石膏上，轻轻加压使托盘底部与玻璃板平行，修整周围多余石膏。石膏凝固后（约30～40min）将石膏与玻璃板分离。

4. 模型修整

（1）橡皮托底座成形法

①选择大小合适的橡皮托，初步修整模型，使模型的前庭沟与橡皮托的边缘平齐。

②成形上颌模型基底座。将石膏调拌好以后放入橡皮托内，再将用水浸湿的模型放入橡皮托中。要求模型中线对准橡皮托中线，两侧对称，去除多余石膏，抹平模型边缘，使之与橡皮托上缘成一平面。

③上颌基底座石膏凝固后，将上下颌模型在正中咬合位置用蜡固定。

④成形下颌模型基底座。将调拌好的石膏放入下颌橡皮托中，再放置下颌模型，调整位置使上下模型底平行，上下橡皮托后壁处于同一平面，橡皮托中线一致。

⑤石膏凝固后，去除橡皮托，取出模型，修整菲边。

（2）模型修整机修整法

①修整下颌模型底面，使之与𬌗平面平行，模型底座的厚度约为尖牙到前庭沟底总高度的一半。修整下颌模型底座后壁，使其距离最后一个牙远中约1/2牙冠宽度，并垂直于底面。

②将上下颌模型在正中咬合状态下对好位。

③修整上颌模型，使上颌模型后壁与下颌模型后壁在同一平面上，上颌模型底面与下颌模型底面平行。

④修整上下模型的侧壁与前磨牙及磨牙颊尖平行，周边宽度为1/2磨牙颊舌径宽度。将

下颌模型底座的前壁修整成与牙弓前部一致的弧形，上颌模型底座前部修整成尖形，前尖在两中切牙之间的中线上，后尖在尖牙唇面中部，周边宽度可视前牙唇向倾斜度而定。

⑤磨除上下下颌模型侧壁和后壁的夹角，形成与原夹角平分线垂直的壁。

5. 作标记

在记存模型的后壁用铅笔写上患者的姓名、年龄、取模日期、模型编号。

6. 模型的测量分析

（1）牙弓应有长度　用圆规测量每颗牙的牙冠宽度，下颌第一磨牙之前牙弓内各牙的牙冠宽度之和即为牙弓应有长度或必需间隙。如需作全牙弓分析，则需测量全部牙冠宽度的总和为全牙弓应有长度或全牙弓的必需间隙。

（2）牙弓现有长度　将直径0.5mm的黄铜丝弯成与牙弓弧形一致的形状，从一侧第一磨牙近中接触点沿下颌前磨牙牙合面、尖牙牙尖经过下切牙切缘至对侧第一磨牙近中接触点。然后将铜丝拉直测量铜丝的直线长度，测量3次，取平均值，即为牙弓现有弧形长度或可用间隙。

（3）牙弓拥挤度　牙弓应有长度与牙弓现有长度之差或必需间隙与可用间隙之差，即为牙弓拥挤度。

（4）牙合曲线的曲度　将直尺放在下切牙切端与最后一颗下磨牙的牙尖上，测量Spee曲线最低点至直尺的距离，左右两侧的平均值加0.5mm，即为整平牙弓或改正牙合曲线所需的间隙。

（5）牙弓长度　中切牙近中接触点到左右第二恒磨牙远中接触点间连线的垂直距离即为牙弓总长度，此长度可分为三段：中切牙近中接触点到两侧尖牙连线的垂直距离为牙弓前段长度；尖牙连线到第一磨牙近中接触点连线间的垂直距离为牙弓中段长度，第一磨牙近中接触点连线到第二磨牙远中面连线间的垂直距离为牙弓后段长度。

（6）牙弓宽度　测量牙弓三个部位的宽度：牙弓前段宽度为双侧尖牙牙尖间的宽度；牙弓中段宽度为双侧第一前磨牙中央窝间的宽度；牙弓后段宽度为双侧第一磨牙中央窝间的宽度。

（7）牙弓对称性的测量分析　在上颌模型上沿腭中缝画出中线，测量双侧同名牙至中线间的宽度，可了解牙弓左右是否对称。

（8）Bolton指数分析　Bolton指数是指上颌牙近远中宽度与下颌牙近远中宽度的比例关系。前牙比反映6个上前牙与6个下前牙的协调情况，全牙比反映12个上颌牙与12个下颌牙的协调情况。

【注意事项】

1. 灌注记存模型时，注意模型边缘一定要灌制完整，使之能反映基骨、黏膜转折的形态，模型要有足够的厚度，以保证记存模型底座的高度。

2. 橡皮托底座成形时，模型中线要对准橡皮托中线，否则会导致底座歪斜。

【实训作业】

制作一副记存模型并书写模型的测量分析报告。

（邵元春　孙钦凤）

实训三　颌面部及口内摄影

【实训目标】

掌握口腔正畸摄影基本知识及操作，了解常用口内摄影技巧及图像处理基本知识。

【实训内容】

1. 讲解口腔摄影照相机常用模式，介绍摄影姿势、摄影技巧和要求以及各种器具使用。

2. 示教拍摄全套口腔正畸摄影照片。

3. 相互拍摄照片。

【实训用品】

数码单反相机（微距镜头、环形闪光灯、存储卡）、口角拉钩、口腔摄影用反光板、计算机、图片处理软件等。

【实训方法和步骤】

1. 介绍数码单反相机基本操作

（1）拍摄颜面部及口内像相机模式。

（2）相机放大倍率，对焦方式等。

（3）相机镜头更换、环形闪光灯使用、储存卡安装、相机握持姿势等基本操作。

2. 颌面部摄影

（1）正面及正位微笑像　患者端坐，面部肌肉自然放松，暴露双耳及额头发际线，摘除眼镜。面部位于画面中央，上下牙齿咬合于牙尖交错位。画面下缘位于患者锁骨上方，上缘位于头顶上方 4mm，以鼻梁为对焦点。拍摄微笑像时患者保持自然微笑。

（2）45°侧面像　患者向左侧转动 45°，拍摄者位于患者正前方，以患者颧骨区域为对焦点。

（3）90°正侧位像　患者左转 90°，平视前方（可在前方设置镜子，患者平视镜中自己的瞳孔），以耳屏区为焦点，拍摄者镜头、患者左、右侧眼睛睫毛三点位于一个平面，从患者前方偏右侧逐渐向前方正中移动直到画面中患者左侧眼睛睫毛消失，按下快门。如患者颜面左右不对称，需要分别拍摄两侧的侧面像。

3. 口内摄影

（1）正面摄影（实训图 1）

①口角拉钩手柄中央的位置与咬合平面位于一条直线上，首先将其左右对称拉开，然后再向前打开，口角拉钩在画面四角上均等配置。

②将上颌中线位于画面中央（纵向）。

③咬合平面与镜头线呈水平（横向）。

④左右颊旁间隙均等，从正中到左右牙齿数目相等。

⑤摄影镜头光轴垂直于患者颜面。

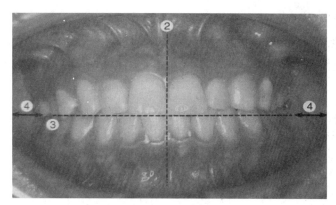

实训图 1　口内摄影

（2）侧面摄影（实训图 2）

①口角拉钩左右手柄中央与咬合平面位于一条直线上。

②前牙侧口角拉钩（非摄影侧）与前牙不接触。

③磨牙侧拉钩（摄影侧）尽可能向颊侧打开。

④患者尖牙位置放置在图像中央，为对焦点。

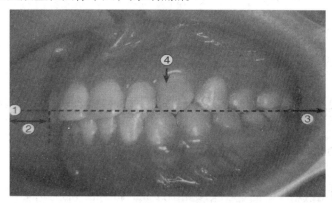

实训图 2　侧面摄影

（3）咬合面摄影（实训图 3）

①反光板（咬合面摄影需用反光板）离开最后磨牙，不接触。

②牙弓正中线位于反光板中央。

③反光板边缘与左右磨牙的间隙一致。

④口角拉钩打开的幅度大于反光板的宽度。

⑤反光板直立角度尽可能大（能观察到前牙区舌侧）。

⑥第一磨牙的咬合平面与焦点吻合。

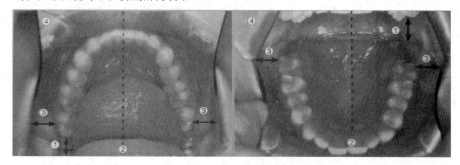

实训图 3　咬合面摄影

【注意事项】

拍摄前征得患者同意，并在拍摄过程中处于放松状态。拍咬合面像时，嘱患者尽量张大口，加大反光板角度，使前牙腭侧结构完全可见，以拍出完整牙弓。下颌拍摄时将舌隐藏到反光板后方。

【实训作业】

拍患者全套颌面部像及口内摄影，包括面相6张（正面及微笑，45°及微笑，正侧位及微笑）、口内照片5张（正面，左右侧方，上下咬合面）。

（张　洁）

实训四　X线头影测量分析

【实训目标】

掌握常用标志点的定位，常用的测量平面及测量项目的组成和意义。

【实训内容】

1. 示教投影图描绘、常用标志点的定位、常用平面及测量项目。

2. 学生完成投影图描绘、标志点确定、常用测量项目的测量。

【实训用品】

口腔正畸学教材、头颅侧位片、X线观片灯、硫酸描图纸、铅笔、橡皮、直尺、量角器、固定用胶带等。

【实训方法和步骤】

1. 描图示教

（1）将硫酸描图纸用胶带固定在头颅侧位片上，固定后连同胶片置于X线观片灯上。

（2）用铅笔（笔尖＜0.2mm）标出以下测量点。

①颅部标志点

鼻根点（N）：鼻额缝的最前点，位于正中矢状平面上，代表面部与颅部的交接处。

蝶鞍点（S）：蝶鞍影像的中心。

耳点（P）：外耳道之最上点，头影测量上常以定位仪耳塞影像的最高点代表，称为机械耳点。

颅底点（S）：枕骨大孔前缘之中点。

Bolton点：枕骨髁突后切迹最凹点。

②上颌标志点

眶点（O）：眶下缘之最低点，通常取两侧眶点影像之中点。

前鼻棘点（ANS）：前鼻棘之尖。

后鼻棘点（PNS）：硬腭后部骨棘之尖。

上齿槽座点（A）：前鼻棘与上齿槽缘点间之骨部最凹点。

上齿槽缘点（SPr）：上齿槽突的最前下点。

上中切牙点（UI）：上中切牙切端最前点。

翼上颌裂点（Ptm）：翼上颌裂轮廓之最下点。

后鼻棘点（PNS）：硬腭后部骨棘之尖。

③下颌标志点

髁顶点（Co）：髁突的最上点。

关节点（Ar）：下颌髁突颈后缘与颅底下缘之交点，常在髁定点不易确定时代替髁定点。

下颌角点（Go）下颌角的后下点。常通过下颌平面和下颌支平面交角的角平分线与下颌角的交点来确定。

下齿槽座点（B）：下齿槽突缘点与颏前点间骨部的最凹点。

下齿槽缘点（Id）：下齿槽突之最前上点。

下切牙点（Li）：下中切牙切端最前点。

颏前点（Po）：颏部之最突点。

颏下点（Me）：颏部之最下点。

颏顶点（Gn）：颏前点与颏下点之中点。

（3）描绘常用测量平面

眼耳平面（FH）：由耳点和眶点连线构成。

前颅底平面（SN）：连接蝶鞍点与鼻根点的连线。

Bolton平面：Bolton点与鼻根点连线构成的平面。

腭平面（ANS-PNS）：后鼻棘与前鼻棘的连线。

下颌平面（MP）：下颌下缘最低部切线为下颌平面（Downs分析法）；下颌角点（Go）与下颌颏顶点（Gn）连线（Steiner分析法）。

面平面（N-Po）：鼻根点与颏前点连线。

Y轴：连接蝶鞍中心点（S）和颏顶点（Gn）连线。Y轴与眼耳平面的前下交角即Y轴角。

（4）常用硬组织测量项目　SNA角、SNB角、ANB角，NP-FH（面角）、NA-PA（颌凸角）、FMA（下颌平面角）、Y轴角、上中切牙-SN角，上下中切牙角、下中切牙-下颌平面角、上中切牙倾角、上中切牙突距、下中切牙倾角、下中切牙突距。

2. 完成测量

学生按示教内容完成绘图、定点、测量等工作。

3. 评定讨论

教师对学生描图进行评定，并在教师指导下，学生分组对测量值进行讨论。

【注意事项】

描图前要固定好描图纸，以免在描图过程中移位导致定点不准确。

标志点与测量平面示例如下（实训图4～实训图7）。

163

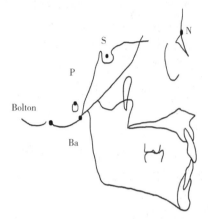

实训图 4　颅部标志点示例

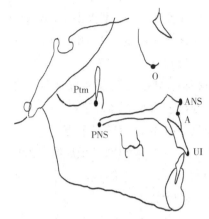

实训图 5　上颌标志点示例

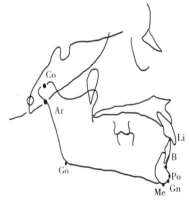

实训图 6　下颌标志点示例

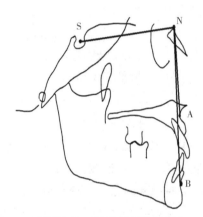

实训图 7　常用测量平面示例

【实训作业】

熟悉常用颅部标志点、上颌标志点、下颌标志点及常用测量平面。

（王　旭　孙静静）

实训五　活动矫治器的制作（一）

【实训目标】

掌握活动矫治器的基本结构、制作及应用。

【实训内容】

1. 示教弯制箭头卡环，单臂卡，邻间钩等固定体、双曲舌簧和双曲唇弓。

2. 练习弯制箭头卡环，单臂卡，邻间钩等固定体、双曲舌簧和双曲唇弓。

【实训用品】

石膏模型，直径为 0.5mm、0.7mm、0.8mm、0.9mm 的不锈钢丝，梯形钳，尖钳，平头钳，鹰嘴钳，雕刻刀，红铅笔。

【实训方法和步骤】

1. 改良箭头卡环

（1）常用于第一恒磨牙，也可用于前磨牙，其固位作用良好。

（2）弯制前，在石膏模型上，用雕刻刀在需要的磨牙或前磨牙颊面的近远中邻间隙龈乳头区，沿牙面刻去 0.5mm。

（3）取直径为 0.7mm 或 0.8mm 的不锈钢丝一段，在钢丝中部，在基牙颊面形成卡环桥部，长度约短于颊面近远中宽度，使桥部处于基牙颊面殆 1/3 至中 1/3 交界处，桥部应与牙列颊侧平行，与颊面保持 1.0mm 距离，继之测量体部到龈缘的高度，在钢丝上用红铅笔做两个标记，然后将钢丝在做标记处向上后形成两个箭头，将箭头转向牙冠近远中面邻间隙方向，箭头与牙长轴呈 45°，并紧贴于颊面近远中轴角区的牙面上，以起固位作用。

（4）最后用尖钳将近远中两末端钢丝沿基牙的近远中殆外展隙及舌外展隙至舌侧组织面，形成连接体。

2. 单臂卡环

（1）常用于乳恒磨牙、前磨牙，也可用于尖牙。

（2）用雕刻刀在模型基牙上修整颊侧颈缘线，取一段直径为 0.8mm 或 0.9mm 的不锈钢丝，视牙的大小及部位而定，其一端磨圆钝，用鹰嘴钳将钢丝从牙齿颊侧变成合适的弧度，形成与颈部贴合的卡环臂。

（3）最后将钢丝在邻间隙处弯向颊外展隙，沿殆外展隙，舌外展隙到舌侧组织，形成离组织约 0.5mm 的连接体。

3. 邻间钩

（1）常用于第一、第二前磨牙间或前磨牙与磨牙之间的固位装置，又称颊钩。

（2）在石膏模型上，用雕刻刀在放置邻间钩的两个邻牙间的龈乳头，向接触点下刻去 0.5mm。

（3）取一段直径为 0.9mm 的不锈钢丝，在末端弯成直角状的钩，长约 0.5 ~ 1.0mm，置入邻间隙近龈端，钩的末端磨圆钝。钢丝另一端，沿着两牙的颊外展隙、殆外展隙至舌侧组织面形成连接体。

4. 双曲舌簧

取一段直径为 0.5mm 的不锈钢丝，将一端磨圆钝，用梯形钳弯成第一个曲，该曲应与错位牙颈缘外形一致，宽度约窄于舌侧颈部近远中宽度 1.0mm，再用梯形钳弯第二个曲，曲要保持圆钝，不能弯成角度，然后用平头钳夹住此两个曲形成的平面，把钢丝向下弯成与平面约 90° 的连接体，舌簧的平面应与被矫治牙的长轴垂直，连接体包埋于基托内。

5. 双曲唇弓

用于辅助固位和内收切牙。由水平部分、两个垂直弯曲及两连接体组成，取一段直径为 0.7mm 的不锈钢丝，弯制中部使其与切牙接触呈弧形，弓丝位于前牙切 1/3 与中 1/3 交界处，在两侧尖牙近中 1/3 处，将钢丝向牙龈方向形成两个 U 形曲，宽度是尖牙宽度的 2/3，高度应距前庭沟底 2 ~ 3mm 并离开组织面约 1.0 ~ 1.5mm，钢丝末端经尖牙与第一前磨牙的颊外展隙、殆外展隙到腭部形成连接体，埋于基托内。

【注意事项】

活动矫治器由固位、加力和连接三部分组成，各个部件的弯制更是影响矫治器的固位和加力等功能，所以在初期练习弯制矫治器各部件时应掌握各个部件的特征，每个步骤都应弯制到位，才能将其更好地运用在活动矫治器中。

【实训作业】

完成箭头卡环、单臂卡、邻间钩、双曲舌簧和双曲唇弓的弯制。

（胡江天　周升才）

实训六 活动矫治器的制作（二）

【实训目标】

示教𬌗垫舌簧活动矫治器（活动保持器）的制作，学生独立完成一个活动矫治器（保持器）制作的全过程。

【实训内容】

1.示教𬌗垫舌簧活动矫治器（活动保持器）的制作。

2.学生独立完成一个活动矫治器（保持器）的制作。

【实训用品】

石膏模型，直径为 0.5mm、0.7mm、0.8mm、0.9mm 的不锈钢丝，梯形钳，尖钳，平头钳，蜡刀，酒精灯及火柴，简单𬌗架，自凝塑料，分离剂等。

【实训方法和步骤】

1.𬌗垫舌簧活动矫治器的制作

（1）石膏模型固定 调整𬌗架，固定好定位螺丝，将用水浸透过的前牙反𬌗石膏模型按临床记录的𬌗位关系对好，用石膏固定在简单𬌗架上。临床获得的颌位关系应在垂直向上打开前牙锁结，大约使前牙分离 1 ~ 2mm。

（2）固位装置制作 在石膏模型上制作邻间钩、单臂卡环等。

（3）功能附件制作 在石膏模型上制作双曲舌簧。

（4）矫治器形成 将石膏模型上欲制作基托和𬌗垫部位（上下颌牙齿的𬌗面）涂上分离剂，用蜡将固位装置和功能附件固定在石膏模型上，连接体等均离开组织面0.5mm。调拌自凝塑料，处于丝状后期时，分层涂塑，将固位装置和双曲舌簧连接在一起。然后在上颌后牙𬌗面放置自凝塑料，在塑料未完全固化前，用𬌗架确定𬌗垫的厚度，同时𬌗垫上也出现了与下颌后牙咬合而成的解剖形态。

（5）打磨抛光 待石膏模型上矫治器的自凝塑料完全凝固后，取下矫治器，打磨抛光，完成𬌗垫舌簧活动矫治器制作的全部过程。

2.活动保持器的制作

（1）固位装置制作 在石膏模型上制作单臂卡环。

（2）功能附件制作 在石膏模型上制作双曲唇弓。

（3）保持器形成 将石膏模型上欲制作基托部位涂上分离剂，用蜡将固位装置和功能附件固定在石膏模型上，连接体等均离开组织面0.5mm，调拌自凝塑料，处于丝状后期时，分层涂塑，将固位装置和双曲唇弓连接在一起。

（4）打磨抛光 待石膏模型上的自凝塑料完全凝固后，取下保持器，打磨抛光，完成活动保持器制作的全部过程。

【注意事项】

在𬌗垫舌簧活动矫治器的弯制中，应注意加力部位双曲舌簧的弯制，应使力量尽可能的蓄积，且与牙冠保持垂直，使牙齿尽可能的整体移动，在制作𬌗垫时应注意𬌗垫高度，以刚好解除反𬌗锁结为宜。

【实训作业】

完成𬌗垫舌簧活动矫治器的弯制。

（胡江天　袁　芳）

实训七　直丝弓托槽的定位与粘接（间接法）

【实训目标】

掌握正畸托槽的模型间接粘接法。

【实训内容】

1. 正畸托槽间接粘接方法简介。

2. 托槽的定位与安放。

【实训用品】

标准牙列石膏模型，铅笔，托槽定位器，分离剂，粘接剂，持托镊子，调刀。

【实训方法和步骤】

1. 正畸托槽的间接粘接法

Morton Cohen 医生和 Elliot Silverman 医生在 1972 年首次介绍了托槽的间接粘接法。这项新技术使用一张根据患者𬌗模型制作的装置完成托槽的粘接。

2. 托槽的定位与安放

（1）直丝弓托槽粘接是将托槽放置在牙齿的临床牙冠中心，先确定每个牙齿的临床冠中心，用铅笔在每个牙的唇面画出冠长轴，在冠长轴上标出临床冠龈𬌗向的中点，通过中点画出与牙长轴垂直的水平线。两线交点处即为托槽中心点。

（2）可先完成某个特定牙齿的托槽定位，再参照该托槽的位置逐步完成剩余托槽的定位。

（3）在牙齿唇面涂布一层液体分离剂并干燥 10min。

（4）间接粘接法使用化学固化或光固化材料粘接托槽底板和模型。将托槽定位于牙面上已经画好的位置上，并稍加压力。

（5）用探针去除托槽底板周围多余的粘接剂，用托槽定位器再次检查托槽的位置是否准确。

托槽定位与粘接见实训图 8。

【注意事项】

托槽粘着是正畸治疗中的一个关键步骤，正确的托槽位置可以减少弓丝的弯制，缩短治疗时间。相反，托槽位置不良会延长治疗时间，增加治疗难度，因此，在治疗初期，粘着托槽时要仔细，尽量避免操作失误。

【实训作业】

完成上下颌模型托槽的间接粘接。

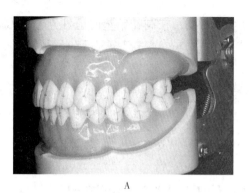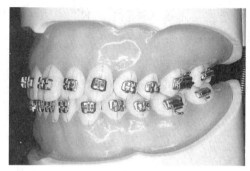

实训图8 托槽定位与粘接

A. 铅笔定位牙齿临床冠中心；B. 托槽粘接

（曲竹丽）

实训八 直丝弓矫治器弓丝弯制

【实训目标】

初步了解直丝弓矫治器常用曲的意义、临床用途和弯制方法。

【实训内容】

1. 示教弯制常见直丝弓矫治器的弓丝弯曲。

2. 学生根据图示弯制常见直丝弓矫治器的弓丝弯曲。

【实训用品】

细丝钳，细丝切断钳，方丝弓成形器，控根钳，直径为 0.5mm 的不锈钢圆丝，0.016 英寸 ×0.022 英寸不锈钢方丝，记号笔，石膏牙模型。

【实训方法和步骤】

1. **弓丝弯制示教**

教师根据要求，示教弯制常用直丝弓矫治器弯曲。

2. **学生弯制弓丝**

（1）弯制小圈曲 一般作为牵引钩用。取一段直径为 0.5mm 的不锈钢丝，弯制小圈曲。要求小圈曲的直径为 2mm 左右，弯制好的多个小圈曲的弓丝平整。小圈曲上可以悬挂橡皮圈进行颌间牵引。

（2）弯制垂直开大曲 主要用于开大间隙。取一段直径为 0.5mm 的不锈钢圆丝，弯制垂直开大曲。要求垂直开大曲的高度 7 ~ 8mm，宽度 2mm，曲一般位于两个邻牙之间，每两个曲为一个加力单位。要求弯制好的具有多个垂直开大曲的弓丝平整。

（3）弯制欧米加曲 主要起阻挡作用。取一段 0.016 英寸 ×0.022 英寸的不锈钢方丝，弯制欧米加曲，要求曲高 3 ~ 4mm，直径 2 ~ 3mm。

（4）弯制带圈垂直闭合曲 主要用于关闭间隙。取一段 0.016 英寸 ×0.022 英寸的不锈钢方丝，弯制带圈垂直闭合曲。要求闭合曲高度为 7 ~ 8mm，宽度为 2mm，弯制好的带圈垂直闭合曲的弓丝平整。带圈垂直闭合曲可以用来关闭牙列散在间隙或者拔牙间隙。圈可以使力量更为柔和。

（5）弯制上下颌唇弓　弯制带有第一序列弯曲的上下颌匹配唇弓各一个。取一段直径为0.5mm的不锈钢圆丝，在石膏模型上弯制上下颌唇弓。要求唇弓曲线光滑，上下颌对比，下颌比上颌小1～2mm。然后在上下唇弓上作水平向的第一序列弯曲。

内收弯：所成弯曲的弧度向内凹。用梯形钳或细丝钳夹紧所需作内收弯的部位，在钳子近中侧将弓丝向舌侧弯，远中侧向唇、颊侧弯，该部位即内收弯。

外展弯：所成弯曲的弧度向外凸。弯制方法与内收弯的弯制方法相反，即在钳子近中侧将弓丝向唇、颊侧弯，而远中侧向舌侧弯。

上颌矫治弓丝的第一序列弯曲包括在两侧中切牙与侧切牙间弯制内收弯及在两侧侧切牙与尖牙间、两侧第二前磨牙与第一恒磨牙间弯制外展弯，并在弓丝末端插入末端管前部位向舌向弯曲。

下颌矫治弓丝的第一序列弯曲包括在两侧侧切牙与尖牙间、第一前磨牙近中面后移0.5mm处及第二前磨牙与第一恒磨牙邻接部位后1mm处作外展弯，而无内收弯。弓丝末端亦需作向舌侧的弯曲。

下颌弓丝开始弯制时，其前部的基本弧度应与预成弓形图上之前部弧段离开1mm，以使适应上下前牙间存在的正常覆盖关系，以达到上下弓丝的协调一致。弯制后的弓丝应完全保持水平，而不应出现任何其他方向的扭曲。

上下颌唇弓为移动牙齿的主唇弓，结扎于托槽上，是移动牙齿的主要力量来源，也决定了上下牙弓矫治后的形状。

【注意事项】

在固定矫治中，弓丝的弯制是正畸临床操作必须掌握的技能，正确的弓丝弯制可以使牙齿实现需要的移动，缩短矫治的时间，最终得到满意的矫治效果。要加强弓丝的弯制练习，为以后的正畸临床操作打下坚实的基础。

【实训作业】

完成常见直丝弓矫治器弓丝的弯制。

（杨树华）

实训九　保持器的制作

负压压膜保持器的制作

【实训目标】

掌握负压压膜保持器的制作方法。

【实训内容】

1. 教师讲解负压压膜保持器的基本结构及制作要点。

2. 学生独立完成负压压膜保持器的制作。

【实训用品】

真空成型机，负压压膜保持器模型，厚0.20mm的模片，红蓝铅笔，剪刀，砂石针，台式牙钻，磨头等。

【实训方法和步骤】

1. 取印模。

2. 灌石膏，待石膏模型干后修整模型，去除部分硬腭及舌底部分，使其呈"U"形。

3. 将做好的模型放到真空成型机真空吸盘上，在成型机上放置模片，夹紧，抬至加热处。

4. 加热。主动加热 40 ~ 45s 后，让其凹陷 2cm 左右。将其下移到模型上，直至完全入位。

5. 抽真空。用真空机抽吸 15 ~ 20s 以确保成型。将加热器移开，待模片变凉后将其取下。

6. 保持器的修整。用剪刀将多余的模片修剪掉，龈缘下保留 2 ~ 3mm，避让系带，光滑边缘。

7. 保持器修检完毕后，再次放到模型上检查是否吻合。

【注意事项】

1. 保持器覆盖全牙列，包括最后磨牙。

2. 保持器修整时注意避让系带，以免影响系带活动。

【实训作业】

每位学生完成一副负压压膜保持器制作。

Hawley 保持器的制作

【实训目标】

学会 Hawley 保持器的制作方法。

【实训内容】

1. 教师讲解 Hawley 保持器的基本结构及制作要点。

2. 学生独立完成 Hawley 保持器的制作。

【实训用品】

Hawley 保持器的模型及图片，上颌牙列石膏模型，直径 0.7mm 及 0.9mm 不锈钢丝，红蓝铅笔，尖头钳，日月钳，三德钳，蜡刀，酒精灯，红蜡片，自凝牙托粉，自凝牙托水，分离剂，技工打磨机，磨头等。

【实训方法和步骤】

1. 展示 Hawley 保持器的模型及图片，讲解其主要结构及制作要点。

2. 示教 Hawley 保持器的制作步骤。

3. 学生进行操作

（1）修正石膏模型，用红蓝铅笔画出单臂卡环、双曲唇弓及基托的位置。

（2）用直径 0.9mm 的不锈钢丝在最后磨牙上弯制单臂卡环，卡环的游离端位于近中。

（3）用直径 0.7mm 的不锈钢丝弯制双曲唇弓，钢丝经尖牙和第一前磨牙之间转向腭侧形成连接体。

（4）在石膏模型上基托的位置范围内薄而均匀地涂布分离剂。

（5）用蜡将卡环及双曲唇弓在颊侧固定在石膏模型上。

（6）调自凝树脂，于稀糊期开始涂布于模型上制作树脂基托。

（7）待树脂凝固后，从模型上取下 Hawley 保持器，打磨，抛光，完成制作。

【注意事项】

自凝树脂应在稀糊期涂布于模型上，避免因树脂凝固而难以塑形。

【实训作业】

每位学生完成一副 Hawley 保持器的制作。

（杨晓萌）

选择题参考答案

第一章

1. D   2. D   3. E   4. D   5. C   6. D   7. A   8. A   9. D   10. B

第二章

1. E   2. B   3. E   4. C   5. A   6. D   7. E   8. D   9. A   10. C

第三章

1. D   2. D   3. C   4. C   5. B   6. A   7. C   8. B   9. E   10. D
11. C   12. A   13. C   14. D   15. A   16. C   17. A   18. B   19. B   20. C

第四章

1. B   2. D   3. B   4. A   5. C   6. E   7. A   8. A   9. A   10. B

第五章

1. B   2. A   3. C   4. A   5. A   6. C   7. E   8. C   9. E   10. E

第六章

一、单项选择题

1. D   2. B   3. A   4. A   5. D   6. C   7. B   8. B   9. C   10. B
11. D   12. D

二、多项选择题

1. ABCE   2. ACD   3. ABCDE   4. ABCDE   5. ACD   6. ADE

第七章

一、单项选择题

1. C   2. C   3. D   4. C   5. D   6. D   7. E   8. C   9. E   10. D

11. C   12. E   13. E   14. A   15. E   16. E   17. C   18. B   19. E   20. A

21. C

二、多项选择题

1. ACDE   2. ABCD   3. ADE   4. ABDE   5. ABCDE   6. ABCDE

7. ABCDE   8. ACDE   9. CDE   10. ABCDE   11. ABDE   12. BCD

13. ABD   14. ABC   15. BCDE

第八章

1. C   2. B   3. C   4. A   5. D   6. A   7. C   8. D   9. C   10. B

第九章

1. A   2. C   3. A   4. E   5. A   6. E   7. E   8. E   9. A   10. A

11. E   12. C   13. C   14. D

第十章

1. D   2. E   3. B   4. E   5. E   6. E   7. E   8. D   9. D   10. C

11. D   12. E   13. B   14. C   15. C   16. C

参考文献

[1] Samir E．Bishara．口腔正畸学 [M]．段银钟，丁寅，金钫，译．西安：世界图书出版西安公司，2003：303-308．

[2] 傅民魁，林久祥．口腔正畸学 [M]．2 版．北京：北京大学医学出版社，2014：240．

[3] 罗倩云，梁硕，黄国雄．Bite-bumper 配合固定矫治器矫治内倾型深覆𬌗的临床研究 [J]．华西口腔医学杂志，2009，27（1）：64-67．

[4] 何君尔．口腔正畸固定矫治器应用中釉质脱矿危险的危险因素及预防 [J]．全科口腔医学杂志，2018，5（28）：7-8．

[5] 王斌．正畸治疗中牙釉质脱矿的观察及预防研究 [J]．全科口腔医学杂志，2016，3（10）：11-12．

[6] 周慧玲，李晅．固定矫治对牙周的影响 [J]．中国药物与临床，2018，18（1）：54．

[7] 梁晓菲，李秋红．牙周病与正畸治疗关系的研究进展 [J]．大连医科大学学报，2014，36（4）：393-399．

[8] 傅民魁．口腔正畸学 [M]．6 版．北京：人民卫生出版社，2016．

[9] 林建昌，赖文莉．3 种常用正畸保持器的特点及临床应用 [J]．国际口腔医学杂志，2015，42（4）：462-464．